みんなで取り組む排尿管理

チームづくりから実践指導事例まで

監修
鈴木 基文　東京逓信病院 泌尿器科 部長／医学博士
青木 芳隆　福井大学 医学部 泌尿器科学 講師／医学博士

編集
一般社団法人 日本排尿デザイン研究所

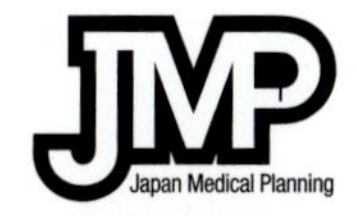

編集協力：株式会社サンビジネス
装　　丁：鈴木由夏理（株式会社サンビジネス）
装丁画像：HiroS_photo / PIXTA（ピクスタ）
イラスト：卯坂亮子

はじめに

世界で類を見ない高齢化社会が進行するわが国において、高齢化に伴う“排尿（管理)”に関する問題も同様に顕在し、大きな社会問題として取りあげられています。しかし、排尿管理の知識は医療・介護・生活のどのステージにおいても一部の専門家を除いて十分であるとはいえません。

そのような状況のなか、私たちは2015年末に元北九州古賀病院内科・排泄管理指導室室長の岩坪暎二医学博士を企画者として、医師、看護師、理学療法士、おむつメーカー、医療機器メーカーなどが加わり、排尿問題を広く周知してもらうための検討会を発足しました。くしくも2016年度の診療報酬改定による排尿自立指導料の保険収載と同年のことでありました。

排尿管理においては、排尿自立指導料の保険収載が認められたものの、排尿管理に関する専門的な知識はどの分野・業界においても不足しており、さらに専門の医師や看護師の数も足りていません。そのなかでスタートしたばかりの排尿自立指導料の保険請求は、どの病院にとっても非常に困難なことであったと拝察します。

そこで当検討会は、当初の企画とはやや異なりますが、排尿自立指導料の普及に向けた、実施事例を多数盛り込んだ「手引き書」の作成をめざしました。それが本書『みんなで取り組む排尿管理』です。

本書の作成にあたっては、執筆いただいた先生方、多方面に尽力いただいた株式会社日本医療企画の皆様、ご助言いただいた多くの方々に多大なご支援をいただきました。心から感謝いたします。本書が排尿自立に取り組む現場の皆様に少しでもお役立ていただければ幸甚です。

一般社団法人 日本排尿デザイン研究所
所長 **角 耀**

発刊に寄せて

排尿ケアは基本的な看護で専門性には乏しいとされてきました。しかし現実には、要介護高齢者の尿失禁は無反省におむつで対処され、尿道カテーテルは意味なく長期間留置され、的確な理学療法や看護指導もないままとなっています。これらの対応は、医学的に見ても問題があると言えます。さらに、排尿は人間にとって社会性や自己の尊厳に関わる大切な機能です。排尿に問題がある人に対して適切な介入を行わないのは、その人の社会性や人権を侵害していることにもなりかねません。

このような事態を重くみた医師や看護師は、その解決に長く真摯に取り組んできました。しかし、自己導尿指導料を例外として、排尿ケアに関する指導料が認められることはありませんでした。そのなかでついに、平成28年度の診療報酬改定において「排尿自立指導料」が保険収載されました。対象は尿道カテーテル留置中の入院患者に限られますが、排尿ケアの専門性が評価されたという点で大きな前進でした。この改定が契機となり排尿障害の重要性が広く認識され、適切な排尿ケアについて関心が深まることが期待されます。

その一方で、排尿自立指導料が広く普及することも重要となります。本書では、多職種からなる排尿ケアチームの誰もが使えるように、排尿自立指導の理論から実践までがわかりやすく解説されています。特に際立つ点は、実践事例が多数紹介されていて、目の前の患者さんにすぐに応用できるヒントが詰まっている点です。

今後は排尿ケアの対象者が広がり、外来患者や施設入所者、在宅患者までが恩恵に浴するような保険制度の整備が期待されています。本書がそのような発展の達成の一助となることを願っております。

日本赤十字社医療センター 院長
日本老年泌尿器科学会 理事長
本間 之夫

発刊に寄せて

本書は、人間として基本的で重要な機能である排泄のなかでも、最も大切な排尿という行為の障害について、詳細かつ論理的に述べられています。

人は動けなくなったり、病気で安静が必要になると、排尿行為に障害が現れます。ところが、病院、特に急性期では重度の傷病がある高齢者が入院した場合、排尿障害の有無も診断せず、すぐに尿道カテーテルを留置するという事例が多くみられます。看護師がおむつを替えるのが大変だという理由が主だと言われています。尿道カテーテルが長期で留置された場合、本来排尿機能に障害のない患者が、時間が経過するにつれて自排尿が困難となり、退院後もおむつをはずせずに寝たきりになってしまうといった事実もあります。

高齢者や障がい者は歩行よりも排泄の自立を望んでいると言います。ですから、排泄の自立は人としての自立と言っても過言ではありません。しかし、リハビリテーションにおいては歩行が最優先であり、「排泄の自立が第一である」という潮流は残念ながら浸透していません。

私はかねてよりデータによる排泄自立の重要性を訴え続けてまいりましたが、平成28年度診療報酬改定において「排尿自立指導料200点」が加算として認められました。本書にも詳しい解説がありますが、国が排尿自立の重要性を認識したことは、非常に喜ばしいことです。

排尿という行為を包括的に取りまとめ、数多くの事例を示した本書は非常に希有であり、多くの著者により、このような書籍が上梓されたことに深く感謝いたします。多様な医療関係者が本書を手にとり、1人でも多くの患者の排尿自立が実現されることを望んでいます。

日本慢性期医療協会 会長
武久 洋三

目次

第1部

排尿自立ってなに?

第1章 排尿自立指導料の創設の背景と意義

point
- 平成28年度診療報酬改定で排尿自立指導料が保険収載された
- 排尿自立指導の目的は、患者の日常生活動作の維持と向上である
- 排尿ケアチームによる多職種連携の医療が期待されている

1 排尿自立指導料の創設 [1), 2)]

平成28年度診療報酬改定により「排尿自立指導料」（特掲診療料　医学管理等　B005-9）が保険収載されました。この排尿自立指導料とは、保険医療機関に入院している患者に病棟の看護師等と排尿ケアチームが下部尿路機能の回復のための「包括的な排尿ケア」を行った場合に算定できるものです（週1回200点を6回まで）。

対象になる患者は、①尿道カテーテル抜去後に尿失禁や尿閉等の下部尿路機能障害の症状を有する患者、または、②尿道カテーテル留置中であり、尿道カテーテル抜去後に下部尿路機能障害を生じると見込まれる患者のいずれかです。

排尿自立指導料の算定には、「当該保険医療機関に排尿に関するケアにかかる専門的知識を有した多職種からなるチーム（排尿ケアチーム）を設置」し、当該患者の診療を担当する医師、看護師等が排尿ケアチームと連携して「当該患者の排尿自立の可能性及び下部尿路機能を評価し、排尿誘導等の保存療法、リハビリテーション、薬物療法等を組み合わせるなど、下部尿路機能の回復のための包括的ケアを実施する」こととされています。さらに排尿ケアチームには「対象患者抽出のためのスクリーニング及び下部尿路機能評価のための情報収集等の排尿ケアに関するマニュアルを作成し、保険医療機関内に配布するとともに、院内研修を実施する」ことも求められています。

2 排尿自立指導の意義とは [1), 2)]

排尿自立指導の目的は、「尿道留置カテーテルを一日でも早く抜去し、尿路感染を防止するとともに自力で排尿管理が完結できること」にあります。排尿自立指導によって患者の人としての尊厳が守られ、日常生活動作（ADL：Activities of Daily Living）を維持・増進させ、ひいては早期退院や寝たきり患者減少にも繋がることが期待されています。

排尿自立指導の評価

排尿自立指導の成果は、次の3つから評価することが強く推奨されています。

①ある一時点の尿道カテーテル留置患者率
②尿道カテーテル留置の延日数
③有熱性尿路感染症の発生率

3 排尿自立管理と多職種連携

平成28年度診療報酬改定で「多職種連携によるチーム医療の評価」が医療機能強化のポイントの1つにあげられ、ようやく排尿自立管理における多職種連携の重要性が認めら

れました。

これまで臨床の現場では、尿道カテーテル抜去後に患者さんが尿閉や尿路感染症を発症した場合、担当医師から泌尿器科医師へ直接相談されることが多くありました。しかし、本改定によって、医師・看護師・リハビリテーション専門職（理学療法士・作業療法士）の排尿自立管理への関わり方が具体的に示されたことにより、「排尿ケアチームの結成」、「対象患者の抽出」、「アセスメント」、「リハビリテーションの計画・実践」、「治療」を“1つの医療技術”として患者に提供できるようになりました。

今後、排尿自立指導を支える質の高い排尿ケアチームが各施設で結成され、下部尿路機能障害の改善に成果をあげることが期待されています。

4 排尿自立指導料創設の背景 [3)]

「排尿自立指導料」は、医療技術の提案書が中央社会保険医療協議会の医療技術評価分科会に提出された当初は、「下部尿路機能療法」という名称でした。「下部尿路機能療法」の内容は、脳血管障害（脳梗塞、脳出血など）や循環器疾患（心不全、急性心筋梗塞など）、整形外科系疾患（変形性股関節症、大腿骨骨折など）の治療に伴った尿道カテーテル管理中や尿道カテーテル抜去後に下部尿路障害が現れた患者に対し、自排尿獲得をめざした多職種による排尿ケアチーム管理を行う医療技術として提案されました。

これらの患者のうち急性期病棟から回復期リハビリテーション病棟へ移動する患者が約31万人であり、そのうち尿道カテーテル留置の割合が約35%、おむつ使用の割合が約50%であることから、尿道カテーテル留置とおむつ使用者を合わせた推定の患者数は約26万人と試算されました。

その後、尿道カテーテル留置中であり、尿道カテーテル抜去後に下部尿路機能障害を生じると見込まれる患者も排尿自立指導の対象になったため、対象患者数はさらに増加すると思われます。たとえば、泌尿器科系疾患では前立腺がんに対する根治的前立腺摘除術後に発現する尿失禁や、前立腺肥大症に伴う尿閉なども排尿自立指導の対象になります。

排尿自立指導の有効性を示す研究成果として、以下の論文を参照されるとよいでしょう。

「上山，JWOCM 学会誌，2014」

急性期～回復期病棟において、従来の対症療法的なケアを行う長期尿道留置カテーテル管理となっていた脳血管疾患患者に対し、多職種連携による排尿ケアチームで管理したところ、17人中12人（70.6%）が自排尿の再獲得となった。

「Iwatsubo，Int J Urol，2014」

膀胱機能評価に基づく排尿誘導を行うことで、おむつ・パッドを使用する要介護高齢者80人中71人（88.8%）で排尿補助製品の使用が減少、または完全に不要となった。

「正源寺，JWOCM 学会誌，2015」

急性期病棟において、多職種による排尿ケアチームで管理した場合、しなかった場合に比べて尿路感染症発症率が半分に低下した（介入群：5.1%、対照群：10.9%）。

文献

1) 日本創傷オストミー失禁管理学会編：平成28年度診療報酬改定「排尿自立指導料」に関する手引き．照林社，2016.
2) 平成28年度診療報酬改定の概要，厚生労働省 http://www.mhlw.go.jp/file/06-Seisakujouhou-12400000-Hokenkyoku/0000125202.pdf
3) 医療技術再評価提案書（保険既収載技術用） http://www.mhlw.go.jp/file/05-Shingikai-12404000-Hokenkyoku-Iryouka/0000102884.pdf（p2796-2800）

第2章 排尿自立指導料の算定と排尿ケア実施の流れ

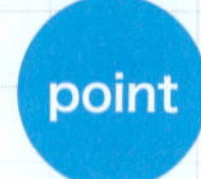

• 排尿自立指導料の算定のためには、排尿ケアチームの設立やマニュアルの作成、研修を行う等の準備が必要で、包括的な排尿ケアが実施できる体制が求められる

1 排尿自立指導の目的

排尿自立指導の目的は、次の3つがあげられます。

①尿道留置カテーテルの抜去
②尿路感染の防止
③排尿自立への誘導

尿道留置カテーテルを1日でも早く抜去し、尿路感染を防止するとともに排尿自立の方向に導くことをめざします。

2 排尿自立指導料とは

下部尿路機能障害を有する患者に対するケアが平成28年度(2016)診療報酬・保険点数・診療点数の改定で新しく「排尿自立指導料」(**図1**)として算定できることになりました。「平成30年度 診療報酬点数 医科→第2章 特掲診療料→第1部 医学管理等→ B005-9 排尿自立指導料」で定められ、内容は「別に厚生労働大臣が定める施設基準に適合しているものとして地方厚生局長等に届け出た保険医療機関に入院中の患者であって、別に厚生労働大臣が定めるものに対して、包括的な排尿ケアを行った場合に、患者1人につき、週1回に限り6回を限度として算定する」となりました。さらに**表**の通り通知されています。

また、**図2**は、平成28年度診療報酬改定時に厚生労働省が「下部尿路機能障害を有する患者に対するケアの評価」として示した「排尿自立指導料」の概要図です。

図3には、排尿ケアチームの体制づくりから、対象となる患者の抽出、包括的排尿ケアの実施、レセプト請求までの流れを示します。

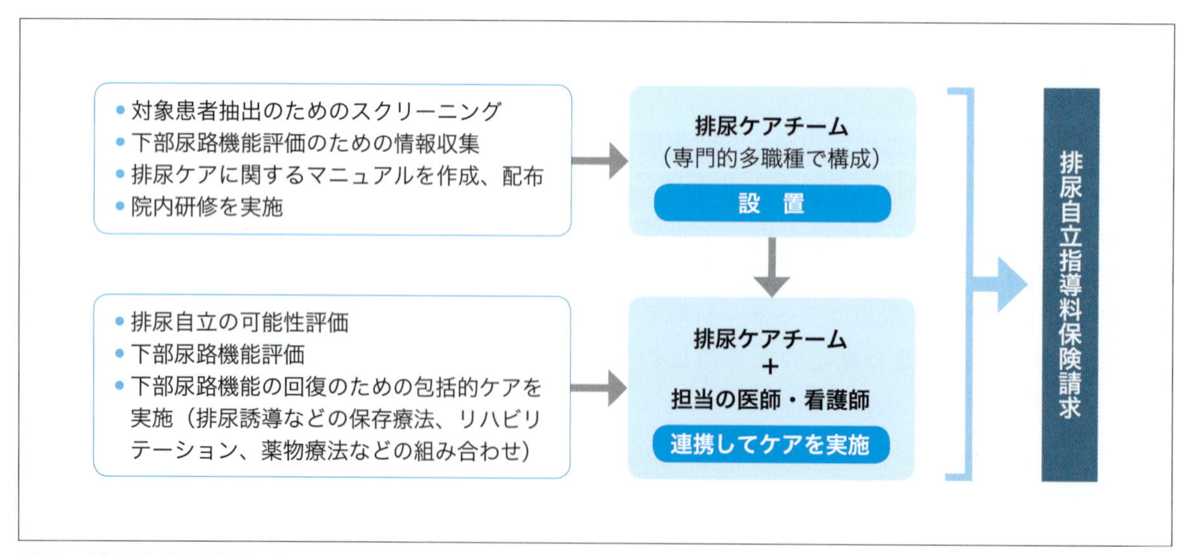

図1 排尿自立指導料の概要

表　B005-9 排尿自立指導料 通知（平成30年度診療報酬点数医科）

注 別に厚生労働大臣が定める施設基準に適合しているものとして地方厚生局長等に届け出た保険医療機関に入院中の患者であって、別に厚生労働大臣が定めるものに対して、包括的な排尿ケアを行った場合に、患者１人につき、週１回に限り６週を限度として算定する。

通知

（1）排尿自立指導料は、当該保険医療機関に排尿に関するケアに係る専門的知識を有した多職種からなるチーム（以下「排尿ケアチーム」という。）を設置し、当該患者の診療を担う医師、看護師等が、排尿ケアチームと連携して、当該患者の排尿自立の可能性及び下部尿路機能を評価し、排尿誘導等の保存療法、リハビリテーション、薬物療法等を組み合わせるなど、下部尿路機能の回復のための包括的なケア（以下「包括的排尿ケア」という。）を実施することを評価するものである。

（2）当該指導料は、次のいずれかに該当する者について算定できる。
ア　尿道カテーテル抜去後に、尿失禁、尿閉等の下部尿路機能障害の症状を有するもの
イ　尿道カテーテル留置中の患者であって、尿道カテーテル抜去後に下部尿路機能障害を生ずると見込まれるもの

（3）病棟の看護師等は、以下の取組を行った上で、排尿ケアチームに相談すること。
ア　尿道カテーテル抜去後の患者であって、尿失禁、尿閉等の下部尿路機能障害の症状を有する患者を抽出する。
イ　アの患者について下部尿路機能評価のための情報収集（排尿日誌、残尿測定等）を行う。
ウ　尿道カテーテル挿入中の患者について、尿道カテーテル抜去後の、排尿自立の可能性について評価し、抜去後に下部尿路機能障害を生ずると見込まれるが、排尿自立の可能性がある患者を抽出する。

（4）排尿ケアチームは、（3）を基に下部尿路機能障害を評価し、病棟の看護師等と共同して、排尿自立に向けた包括的排尿ケアの計画を策定する。包括的排尿ケアの内容は、看護師等による排尿誘導や生活指導、必要に応じ理学療法士等による排尿に関連する動作訓練、医師による薬物療法等を組み合わせた計画とする。

（5）排尿ケアチーム、病棟の看護師等及び関係する従事者は、共同して（4）に基づく包括的排尿ケアを実施する。実施中及び実施後は定期的に評価を行う。

（6）（3）から（5）までについて、診療録に記載する。

（7）排尿ケアチームが当該患者の状況を評価するなど何らかの関与を行うと共に、病棟の看護師等が、包括的排尿ケアの計画に基づいて患者に対し直接的な指導・援助を行った場合について、週1回に限り、計6回まで算定できる。排尿ケアチームによる関与と、病棟の看護師等による患者への直接的な指導・援助のうち、いずれか片方のみしか行われなかった週については算定できない。また、排尿が自立し指導を終了した場合には、その後については算定できない。

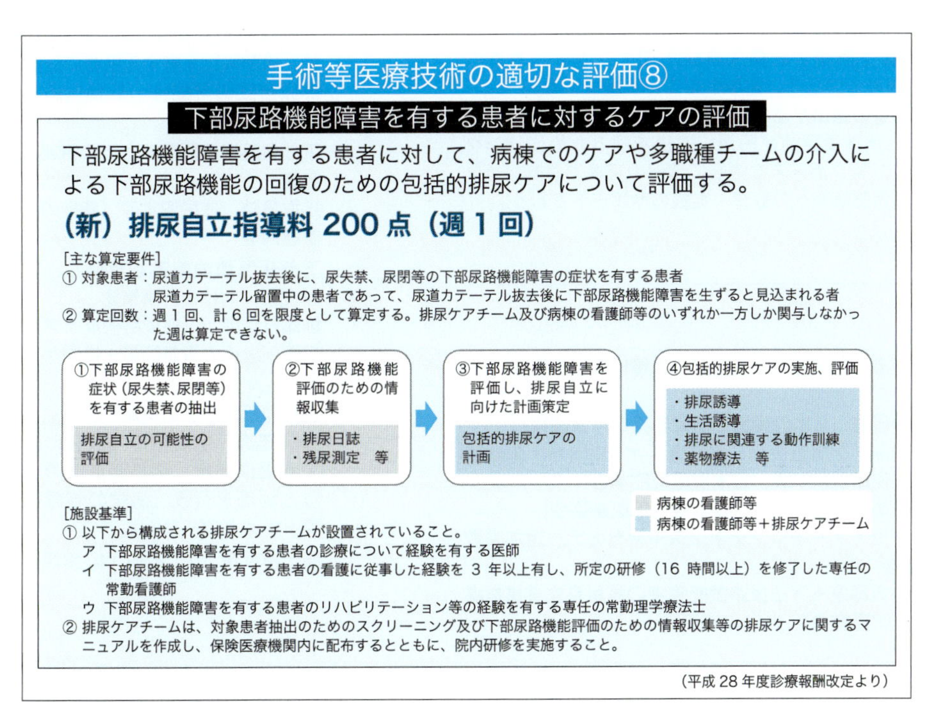

図２　排尿自立指導料の概要図

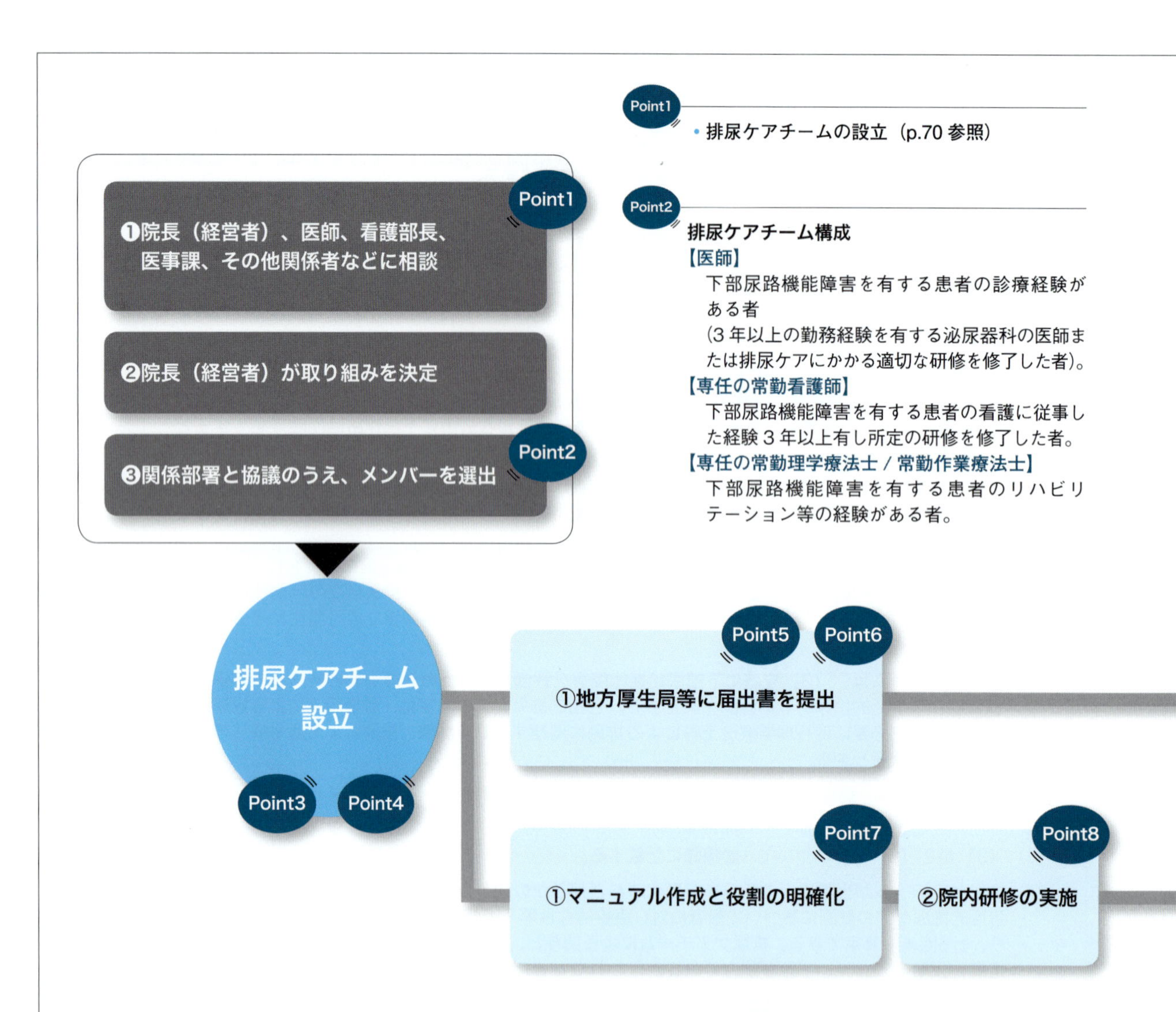

point3

- 多職種連携によるチームづくり（p.76 参照）
- 排尿ケアチームの必要性を院内で共有
  下部尿路機能障害を回復させ排尿自立を促すことが、患者の QOL の向上や健康寿命の延命に寄与することを理解する。
- 病棟リンクナース等の選出が望ましい
  排尿ケアチームと病棟看護師が円滑に連携を図るためにリンクナースを選出し、リンクナースを中心に情報の交換や共有、対象患者の抽出、病棟看護師等への教育・実践のサポートを行う。

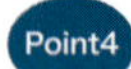

研修

【医師】

- 排尿機能回復のための治療とケア講座（日本慢性期医療協会）

【専任看護師】

- 皮膚・排泄ケアの研修（日本看護協会認定看護師教育課程）
- 下部尿路症状の排尿ケア講習会（日本褥瘡・オストミー・失禁管理学会、日本老年泌尿器科学会、日本排尿機能学会）
- 排尿機能回復のための治療とケア（日本慢性期医療協会）
- コンチネンス中級セミナー＋コンチネンス中級セミナー追加講習（愛知排泄ケア協会）
- 排尿機能指導士養成講座＋下部尿路機能障害の排尿自立支援指導講習（愛知排泄ケア研究会）

Point7

マニュアル（手順）作成

- 下部尿路機能障害の症状（尿失禁、尿閉等）を有する患者の抽出
  排尿自立の可能性の評価（病棟の看護師等）。
- 下部尿路機能評価のための情報収集
  排尿日誌、残尿測定等（病棟の看護師等）。
- 下部尿路機能障害を評価し、排尿自立に向けた計画策定
  排尿自立度と下部尿路機能ケアの計画（病棟の看護師等＋排尿ケアチーム）。
- 包括的排尿ケアの実施、評価
  排尿誘導、生活指導、排尿に関する動作訓練、薬物療法等の実施と評価を行う（病棟の看護師等＋排尿ケアチーム）。
- 届出用紙類（p.136 ～ 140 参照）

図 3　排尿ケアチームの設立と包括的排尿ケアの実施の流れ

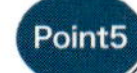

Point5

- 特掲診療料の施設基準等に係る届出書「排尿自立指導料」（別添 2）
- 「施設基準に係る届出書添付書類（様式 13 の 4）」を正副 2 部提出
  （例）関東信越厚生局の場合、保険医療機関、保険薬局の住所を管轄する各事務所に届出書を提出する。
- 構成員の適合する書類添付
- マニュアル類添付
- 研修実施状況の添付
- 届出用紙類（p.136 ～ 140 参照）

Point6

包括的排尿ケア計画書やマニュアル等の各様式を診療報酬の算定案件に則り、整備、運用、保管する。

Point8

院内全員を対象とした研修

- 排尿ケアに関する基本知識
- 排尿自立指導の効果（尿路感染予防、尊厳の維持、QOL 向上、在宅復帰、健康寿命の延長など）
- 排尿自立指導料の概要
- 排尿自立指導料マニュアルの説明と院内の取り組み

院内看護師全体を対象とした研修

- 排尿自立指導マニュアルの具体的説明
- 下部尿路機能障害、尿失禁、尿閉等を有する患者の抽出方法
- 下部尿路機能評価のための情報収集方法（排尿日誌記載方法、残尿測定）
- 下部尿路機能障害の評価方法
- 包括的排尿ケア
- 排尿自立指導に関する診療の計画書記載方法
- 排尿ケアチームとの連携の取りかた

病棟リンクナース及び排尿自立指導を実施する病棟看護師

- 超音波画像診断装置等を用いた残尿測定の実習
- 排尿日誌による下部尿路機能障害の評価の実習
- 包括的排尿ケアの実習（骨盤底筋訓練等）

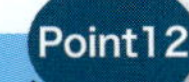

Point12 ②レセプト請求

Point9 ③対象者のスクリーニング → Point10 ④下部尿路機能の予測 → Point11 ⑤包括的排尿ケアの計画 → ⑥包括的排尿ケアの実施 → Point13 ⑦効果の評価

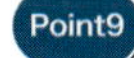

Point9

尿道カテーテル抜去後に、下部尿路機能障害の症状を有する者

病棟看護師等は排尿ケアチームと協議する前に、尿道カテーテル抜去後に尿失禁、尿閉等の下部尿路機能障害の症状を有する患者を抽出する。この時に 24 時間の排尿日誌（排尿時刻、1 回排尿量、尿失禁の有無、尿失禁量、残尿量、起床就寝、時間等の記録）を記録する。

尿道カテーテル挿入中で、排尿自立の可能性を有する者

病棟看護師等は排尿ケアチームと協議する前に、尿道カテーテル挿入中の患者において尿道カテーテル抜去後の排尿自立の可能性を評価する。尿道カテーテル抜去後に、下部尿路機能障害を生ずることが予測されるが排尿自立の可能性を有する患者を抽出する。この時に 24 時間の排尿日誌（排尿時刻、1 回排尿量、尿失禁の有無、尿失禁量、残尿量、起床就寝、時間等の記録）を記録する。

- 排尿日誌（p.12 ～ 13 参照）

Point10

既往歴、排尿習慣等から尿道カテーテル抜去後に「尿閉・排尿困難・尿失禁」が出現するか予測する。

Point11

下部尿路機能障害を評価し、排尿自立度と下部尿路機能がゼロでない場合は、排尿自立度の改善に向けた包括的排尿ケア計画を策定する。

- 届出用紙類（p.136 ～ 140 参照）

Point12

- 排尿自立指導料 200 点 /1 回
- 週 1 回に限り患者 1 人につき 6 回までを限度

Point13

- 定期的にカンファレンスを開催。排尿自立指導の評価を行い、改善方法を検討し、院内に通知、教育を実施（排尿ケアチーム）する
- 導入前、導入後で比較し、効果を評価する

注 評価

- 定期的に排尿自立度と下部尿路機能の評価を行う
- 包括的排尿ケアの有用性を検討
- 改善が認められない場合、画像検査や尿流動体検査等の下部尿路機能の検査を泌尿器科で実施し、治療を再検討

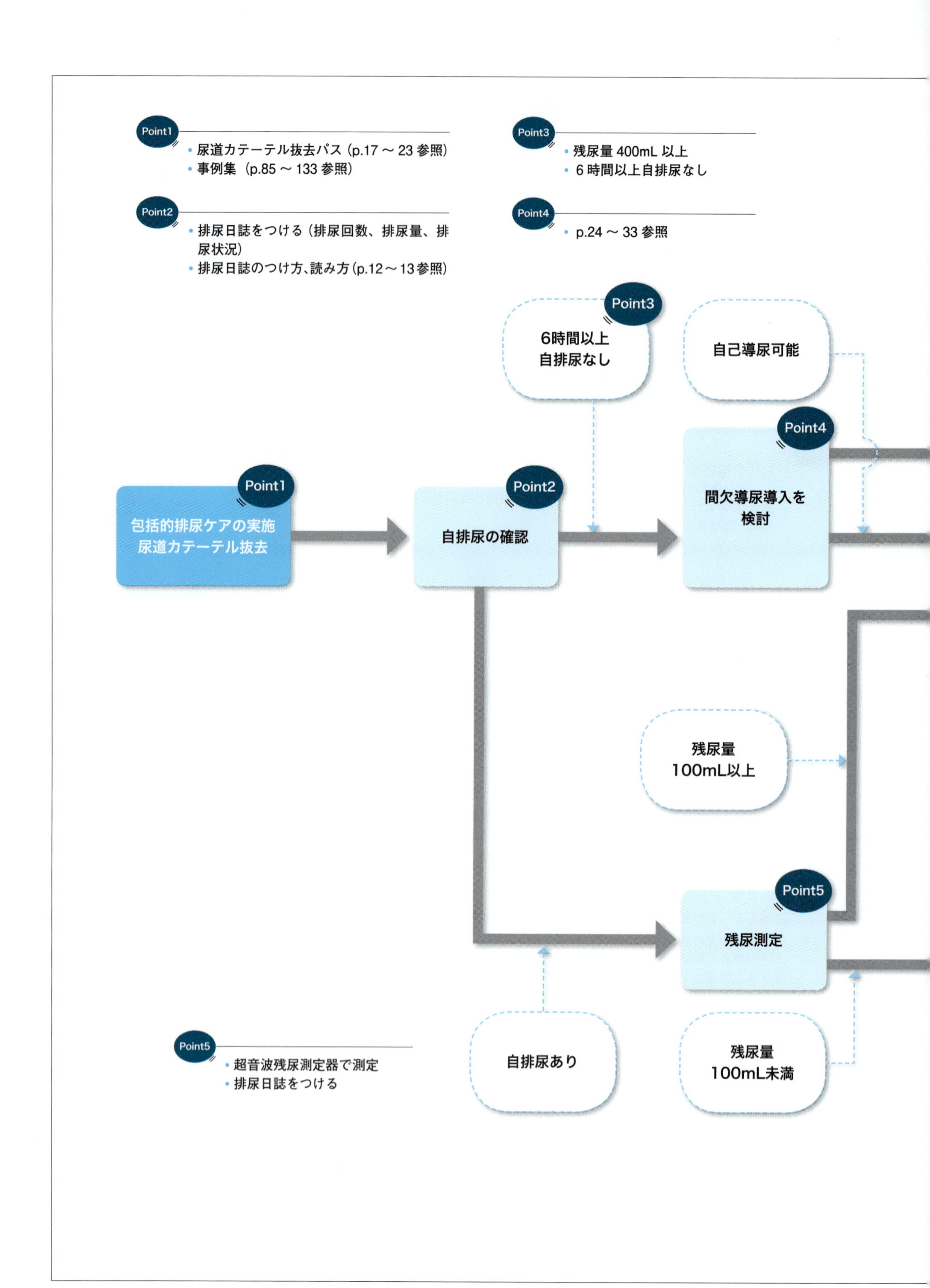

図４　包括的排尿ケアの実施の流れ

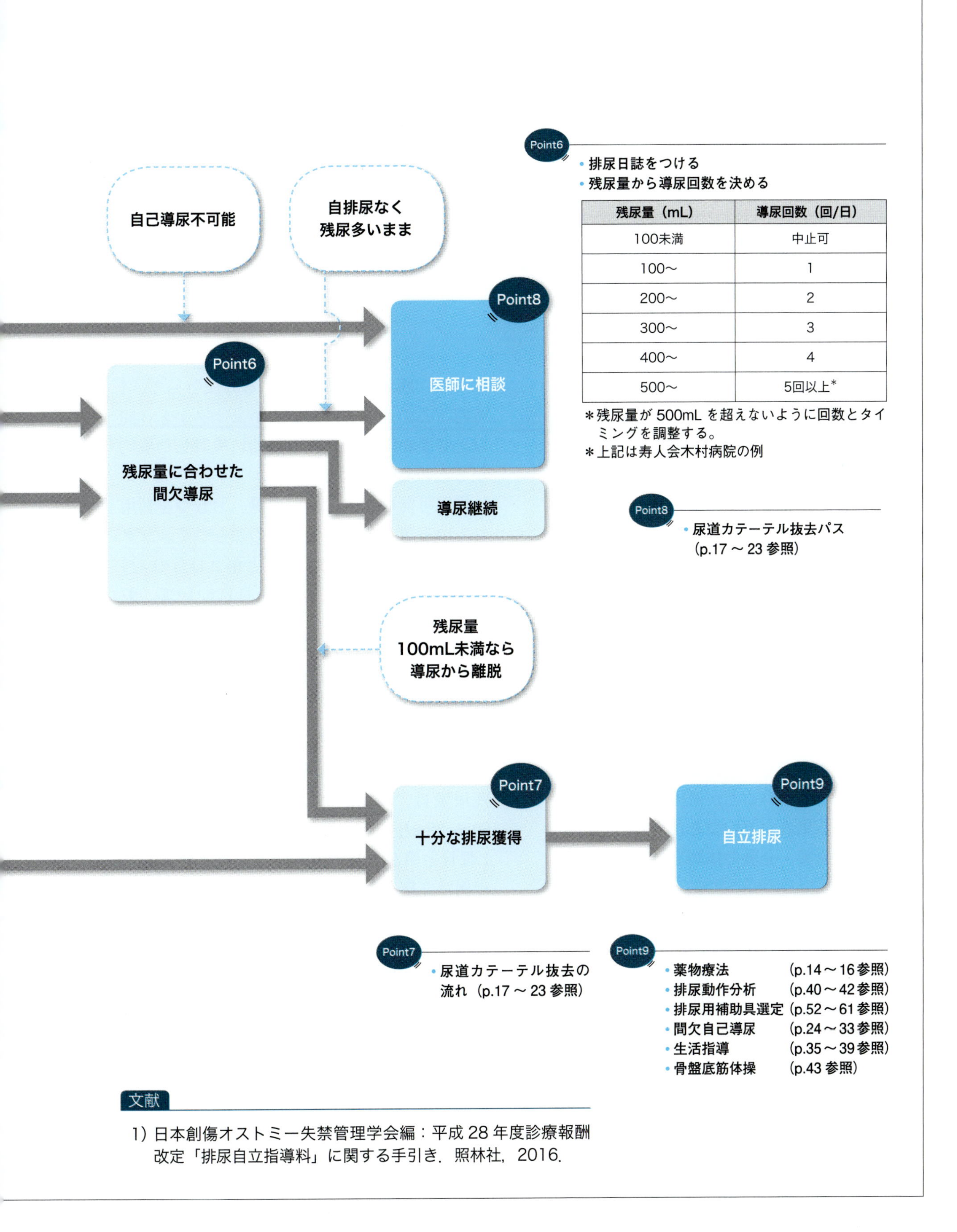

Point6
- 排尿日誌をつける
- 残尿量から導尿回数を決める

残尿量（mL）	導尿回数（回/日）
100未満	中止可
100〜	1
200〜	2
300〜	3
400〜	4
500〜	5回以上*

＊残尿量が 500mL を超えないように回数とタイミングを調整する。
＊上記は寿人会木村病院の例

Point8
- 尿道カテーテル抜去パス（p.17 〜 23 参照）

Point7
- 尿道カテーテル抜去の流れ（p.17 〜 23 参照）

Point9
- 薬物療法（p.14〜16 参照）
- 排尿動作分析（p.40〜42 参照）
- 排尿用補助具選定（p.52〜61 参照）
- 間欠自己導尿（p.24〜33 参照）
- 生活指導（p.35〜39 参照）
- 骨盤底筋体操（p.43 参照）

文献

1) 日本創傷オストミー失禁管理学会編：平成 28 年度診療報酬改定「排尿自立指導料」に関する手引き．照林社，2016.

第3章 膀胱機能と排尿自立

第1節　排尿機能とは

- **排尿（排泄）は生理現象である**
- **本当におむつが必要なのか。“尿失禁”と“排尿”を見きわめることが大切**
- **排尿ケアチームによる適切なケアが患者のQOLを保つ**

排尿は人が生きるうえで欠かすことのできない生理現象で、昼夜を問わず起こるものです。したがって、排尿がうまくできない患者のQOL（Quality of Life，生活の質）を保つためには、適切なケアが必要になります。

たとえば慢性期医療施設では約70％の患者が膀胱直腸障害や未治療の排尿機能障害のためおむつが必要になりますが、残りの約30％の患者のなかには膀胱機能が正常であるにもかかわらずおむつを使用している場合があります。この原因の多くは、排尿誘導が間に合わない、看護・介護側とのコミュニケーション不足から介護要請を諦めておむつを受容しているなどが考えられます。看護・介護の体制が適当でないことが原因となり、排尿自立をできる患者がおむつを使用しているのであれば、看護・介護の体制を見直す必要があります。

排尿ケアチームは、現場でできる膀胱機能（排尿量と残尿量）をアセスメントし、医学的根拠に基づく適切な介入が可能となります。さらに、排尿自立の重要性とサポートを受ける高齢者の心情理解の大切さを知ることにも繋がります。

現在、要介護状態の患者に対し、適切ではないおむつの使用や尿道カテーテルの長期留置が見られています。これらの問題を解決するためには、患者の膀胱機能を正しく認識し、適切に介入する必要があります。

また、膀胱機能を認識する方法として、1時間ごとの連続したおむつチェックが2日間以上必要かどうかを推計学的に検討した事例があるので紹介します。

排尿可能な患者は排尿記録、おむつを利用している患者は1時間ごとのおむつチェック法（2日間連続）で第1日目と第2日目の（1）平均排尿量、（2）平均残尿量について、97例で有意差を検定しました。結果は、（1）全症例（N = 97）の平均排尿量は、第1日目127 ± 69mL、第2日目133 ± 73mLで有意差はなく（p = 0.568）、第1日目と第2日目の排尿量に有意差があった症例は7例（7％）のみでした。（2）全症例（N = 76）の平均残尿量は、第1日目77 ± 99mL、第2日目69 ± 88mLで有意は差なく（p = 0.599）、第1日目と第2日目の残尿量に有意差があった症例は5例（6.6％）のみでした。

この結果から、1時間ごとの連続したおむつチェックは、数量的に膀胱機能（排尿量と残尿率）を把握でき、それぞれの症例ごとに数値化、グラフ化が可能です。しかし、1日排尿量や排尿回数、夜間尿量率、ドライタイムなどは環境要因で変動するため、それらのパターンを把握することに意味はありません。したがって、排尿評価のための1時間ごとの連続したおむつチェックは、1日間でよいことがわかり、膀胱機能評価の負担が軽減される結果となりました。

第2節　膀胱機能評価

point

- 膀胱機能評価は適切な排尿日誌で行う
- 夜間尿量＝就寝中の排尿量＋起床時の尿量
- 残尿量を知ることで、頻尿の原因となる疾患や上部尿路の疾患の発見に繋がることもある

1 膀胱機能評価（排尿日誌）

患者の膀胱機能を評価するためには、1日(24時間)の排尿を記録することが必要です。具体的には、排尿時刻、1回排尿量、尿意の有無、尿意切迫感の有無、尿失禁の有無、尿失禁量、残尿量などを経時的に記録します。また、1日排尿量や夜間排尿量を評価するために起床時刻と就寝時刻も記録します。これによって、排尿のタイミングを知ることができるので、症状によっては薬物治療の提案も可能になります。

排尿日誌をつけることは、多尿*1や夜間多尿*2などの鑑別にも有用です。さらに、飲水量のコントロールや利尿剤の投与量・タイミングの変更、夜間多尿に関連する潜在的な循環器疾患や呼吸器疾患の鑑別などにも繋がります。また、夜間排尿量は就寝中の排尿量に起床時の排尿量を加えたものであることに留意しましょう。

2 膀胱機能評価（残尿測定の意義）

残尿量が100mL以上の場合、臨床的に問題ありとすることが多いですが、その定義は定まっていません。ただし、残尿量が多いほど頻尿になりやすいため、残尿量が多い場合は頻尿の原因となる疾患（前立腺肥大症による下部尿路閉塞、低活動膀胱など）がないか精査する必要があります。さらに頻尿は水腎症や腎機能障害がないかなど、上部尿路の異常を疑うきっかけにもなります（**表1**）。

残尿量が50mL以下と少ないにもかかわらず頻尿であれば、急性膀胱炎、過活動膀胱、膀胱がん、膀胱結石などの疾患が潜んでいる可能性があり、残尿量を知ることは非常に重要です。

また、1回排尿量と残尿量を測定することで患者一人ひとりの膀胱容量を知ることができます。

残尿量の測定法

残尿量を測定するには尿道カテーテルによる導尿検査が最も正確な方法ですが、痛みを伴う侵襲的な検査であるため、適応を慎重に検討する必要があります。一方、超音波残尿測定器を用いた検査であれば、非侵襲的に残尿量を測定することができます。

表1　残尿が多くなる疾患、薬物

泌尿器疾患	前立腺肥大症、前立腺がん、尿道狭窄
骨盤内手術	直腸がん・子宮がん術後
神経障害、脊髄疾患	脊髄損傷、二分脊椎、椎間板ヘルニア、脊椎管狭窄、糖尿病
脳の疾患	脳梗塞、脳血管障害、パーキンソン病、多発性硬化症
その他	向精神薬や感冒薬の服薬、麻薬の使用など

＊1　1日排尿量＞体重×40mL
＊2　65歳未満は1日排尿量に占める夜間尿量の割合が1/5以上。65歳以上は同割合が1/3以上

- **膀胱機能を評価するには排尿の記録が必要**
- **１日 24 時間、記録する**

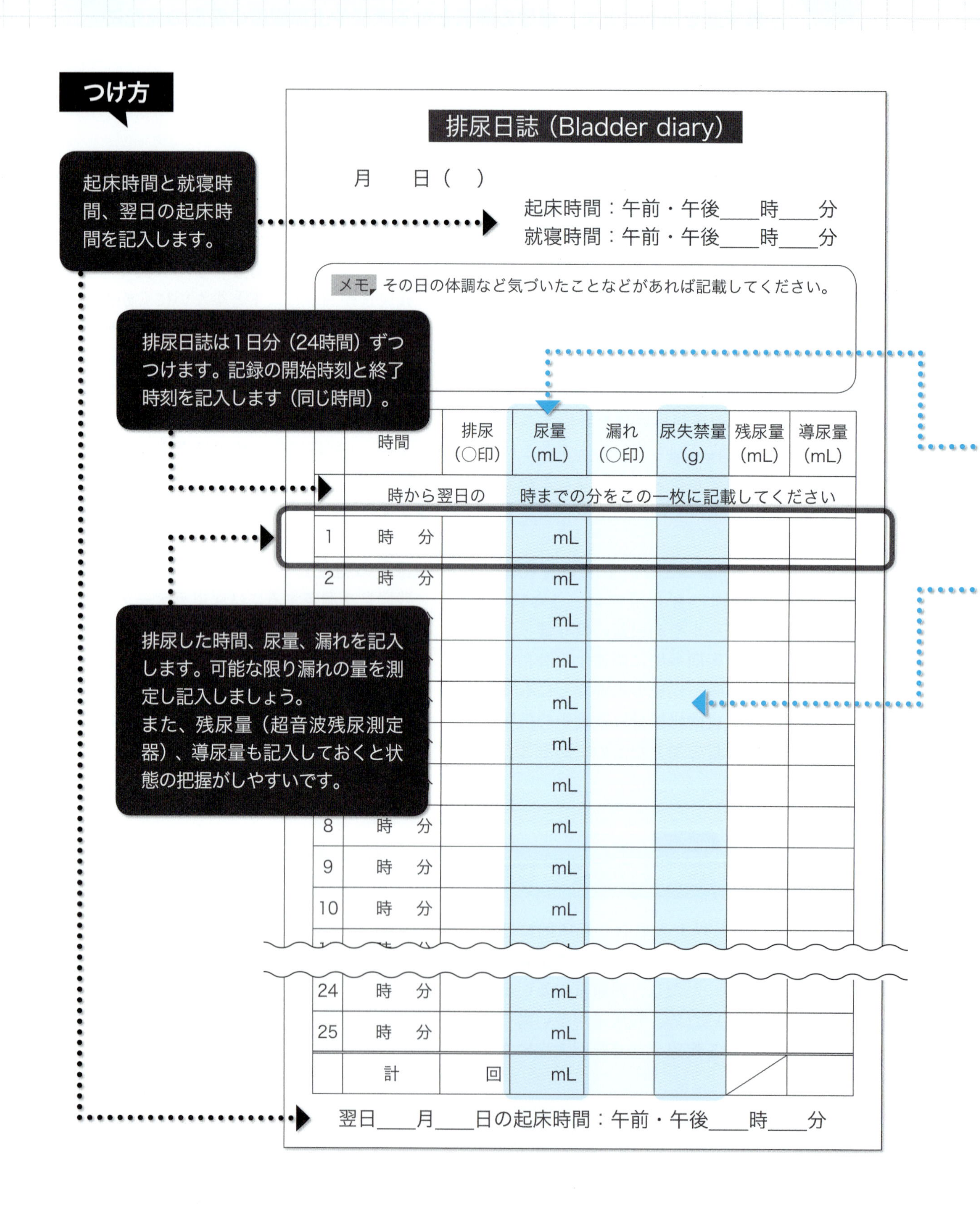

読み方

❶ 起床時間、就寝時間、翌朝の起床時間を記録します。起きている時間帯を「昼間」、寝ている時間帯を「夜間」として区別します。
➡夜間尿量＝夜間排尿量＋起床時排尿量

❷ 排尿回数から見ていきます。昼間、夜間の排尿回数は、❶の時間で計算します。
➡頻尿、夜間頻尿の評価ができます。

❸ 排尿量を見てみましょう。1日の排尿量は、この欄のすべてを合計します。
昼間、夜間の排尿量は、❶の時間で合計します。

❹ 尿失禁量を見てみましょう。1日の尿失禁量は、この欄のすべてを合計します。
昼間、夜間の排尿量は、❶の時間で合計します。

❺ 1日の尿量は❸、❹の合計でわかります。
また、昼間、夜間もそれぞれで合計するとわかります。
➡多尿、夜間多尿の評価ができます。

❻ 「尿量」の欄で最も尿量の多いものが最大1回排尿量で、同時刻の「尿量」「尿失禁量」「残尿量」を合計し、最も多いものが最大膀胱容量になります。
❸の「1日排尿量」を❷の「排尿回数」で割ると平均1回排尿量となります。
➡膀胱にどれだけ尿をためることができるのかをアセスメントします。

❼ 排尿の間隔は、排尿と次の排尿の時間差を見ます。

point　• 下部尿路機能障害には蓄尿障害と排尿障害がある

尿を排泄する行為は、蓄尿と排尿からなる一連の下部尿路の運動が正常に機能することで成り立っています。したがって、下部尿路機能障害では蓄尿障害と排尿障害に対して薬物治療を行うことになります。

蓄尿障害の症状は、トイレが近い（頻尿）、尿意をがまんできない（尿意切迫感）、尿を漏らしてしまう（尿失禁）などがあります。

排尿障害の症状は、尿の勢いが弱い（尿勢低下）、尿が散らばって出る（尿線分割・尿線散乱）、尿が途切れる（尿線途絶）、尿がすぐに出ない（排尿遅延）、おなかに力を入れないと尿が出づらい（腹圧排尿）、尿の切れが悪い（終末時尿滴下）といった症状があります。

ここでは、蓄尿障害と排尿障害に対する薬剤に焦点を当て、代表的な薬剤や適応症などについて解説します。

1 蓄尿障害治療に用いられる薬剤

抗コリン剤

適応症　過活動膀胱における尿意切迫感、頻尿及び切迫性尿失禁

内容　抗コリン剤は膀胱の収縮を抑制する効果があり、過活動膀胱に伴う尿意切迫感や切迫性尿失禁に適応がある。最近では、高齢者に対して抗コリン作用を有する薬剤を用いることで認知機能の低下をきたす可能性が示唆されている（抗コリン負荷）。

副作用　口内乾燥（唾液の分泌低下）、便秘、霧視、残尿量の増加、尿閉などがある。

投与禁忌　尿閉、閉塞隅角緑内障、重篤な心疾患、腸閉塞、麻痺性イレウス、胃・腸アトニー、重症筋無力症、授乳婦など。

一般名	用法・用量
オキシブチニン塩酸塩	1回2～3mg、1日3回、経口投与
オキシブチニン塩酸塩 経皮吸収型製剤	貼付剤1枚（オキシブチニン塩酸塩73.5mg/枚含有）を1日1回、1枚を下腹部、腰部または大腿部のいずれかに貼付
プロピベリン塩酸塩	1回20mg、1日1回、経口投与 20mgを1日2回まで増量可
酒石酸トルテロジン	1回4mg、1日1回、経口投与
コハク酸ソリフェナシン	1回5mg、1日1回、経口投与 1日10mgまで増量可
イミダフェナシン	1回0.1mg、1日2回、経口投与 1日0.4mgまで増量可
フェソテロジンフマル酸塩	1回4mg、1日1回、経口投与 1日8mgまで増量可

β3アドレナリン受容体作動薬

適応症　過活動膀胱における尿意切迫感、頻尿及び切迫性尿失禁

内容　膀胱のβ3アドレナリン受容体に選択的に作用することにより、膀胱の蓄尿機能を高め、症状を改善させる。

副作用　抗コリン剤に特徴的な副作用がほとんど認められず、安全性が高い。高齢者でも副作用は軽微とされているが、心血管系の副作用に注意が必要である。

投与禁忌　重篤な心疾患、妊婦及び妊娠している可能性のある婦人、授乳婦、重度の肝機能障害など。

一般名	用法・用量
ミラベグロン	1回50mg、1日1回、経口投与

β2アドレナリン受容体作動薬

適応症　腹圧性尿失禁

内容　β2アドレナリン受容体作動薬には外尿道括約筋の収縮を増強させる効果があり、腹圧性尿失禁に適応がある。また、気管支拡張作用があり、気管支ぜんそくの治療薬とし

ても用いられる。

副作用　手指振戦、頻脈などがある。

投与禁忌　下部尿路閉塞のある患者など。

一般名	用法・用量
クレンブテロール塩酸塩	1回20μg、1日2回、経口投与

2 排尿障害治療に用いられる薬剤

α1アドレナリン受容体遮断薬

適応症　前立腺肥大症に伴う排尿障害

内容　α1アドレナリン受容体遮断薬は前立腺と膀胱頸部の平滑筋の緊張を低下させ、尿道の抵抗を低くする効果がある。

副作用　起立性低血圧、めまい、易疲労性、射精障害、鼻づまり、頭痛、眠気などがある。

一般名	用法・用量
タムスロシン塩酸塩	1回0.2mg、1日1回、経口投与
ナフトピジル	1回25mg、1日1回、経口投与 1日75mgまで増量可
シロドシン	1回4mg、1日2回、経口投与
ウラピジル	1回15mg、1日2回、経口投与 1日90mgまで増量可

5α還元酵素阻害薬

適応症　前立腺肥大症

内容　男性ホルモン（テストステロン）から生成される活性型男性ホルモン（ジヒドロテストステロン）には前立腺増殖作用がある。5α還元酵素阻害薬はテストステロンからジヒドロテストステロンが生成される代謝過程を阻害する効果があるため、前立腺増殖作用が阻害され、前立腺体積を小さくすることができる。即効性はなく、効果が現れるまで数カ月ほど要する。

50歳以上の男性患者には前立腺がんのスクリーニングとして前立腺特異抗原（PSA）を測定することが多いが、本剤内服中はPSA値が半減するため、実測値を2倍換算して評価する必要がある。

投与禁忌　女性、小児、重度の肝機能障害など。

一般名	用法・用量
デュタステリド	1回0.5mg、1日1回、経口投与

ホスホジエステラーゼ5阻害剤

適応症　前立腺肥大症に伴う排尿障害

内容　ホスホジエステラーゼ5阻害剤は肺高血圧症や勃起不全に適応のある薬剤であるが、血管及び尿道・前立腺・膀胱頸部の平滑筋を弛緩させる効果もあり、下部尿路組織の血流改善及び尿道の機能的閉塞改善という2つの作用機序によって前立腺肥大症に伴う男性下部尿路症状を改善させる。虚血性心疾患などの心血管系障害や重度の腎機能障害、肝障害のある患者への投与は禁忌であるため、注意が必要である。

投与禁忌　硝酸剤または一酸化窒素供与剤を投与中の患者、リオシグアト（アデムパス）を投与中の患者、次のような心血管系障害を有する患者（不安定狭心症、心不全（NYHA分類Ⅲ度以上）、コントロール不良の不整脈、低血圧または高血圧のある患者、心筋梗塞の既往歴が最近3カ月以内にある患者、脳梗塞・脳出血の既往歴が最近6カ月以内にある患者）、重度の腎障害のある患者、重度の肝障害のある患者など。

一般名	用法・用量
タダラフィル	1回5mg、1日1回、経口投与

抗アンドロゲン剤

適応症　前立腺肥大症

内容　合成黄体ホルモン製剤であり、精巣からのテストステロン分泌を抑制し、肥大した前立腺を縮小させる効果がある。うっ血性心不全、血栓症、肝機能障害のほか、耐糖能異常をきたすことがある。また、高頻度に性機能障害を引き起こす。

投与禁忌　重篤な肝障害、肝疾患のある患者。

一般名	用法・用量
クロルマジノン酢酸エステル	1回25mg、1日2回、経口投与
アリルエストレノール	1回25mg、1日2回、経口投与

文献

1）日本創傷オストミー失禁管理学会編：平成 28 年度診療報酬改定「排尿自立指導料」に関する手引き．照林社，2016.
2）平成 28 年度診療報酬改定の概況，厚生労働省
http://www.mhlw.go.jp/file/06-Seisakujouhou-12400000-Hokenkyoku/0000125202.pdf
3）医療技術再評価提案書（保険既収載技術用）
http://www.mhlw.go.jp/file/05-Shingikai-12404000-Hokenkyoku-Iryouka/0000102884.pdf（p2796-2800）
4）平成 29 年版高齢社会白書，内閣府
http://www8.cao.go.jp/kourei/whitepaper/w-2017/zenbun/29pdf_index.html

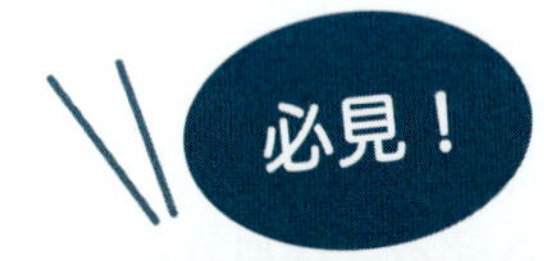

みなさん、その尿道カテーテルは適正に使用されていますか？
CAUTI ガイドライン（下記）に照らして、チェックしましょう！

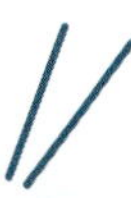

CAUTI（カテーテル関連尿路感染）ガイドライン

尿道カテーテルの適切な使用

1. 急性尿閉または膀胱出口部閉塞をきたした患者
2. 重篤な容体の患者の正確な尿量を計測する必要がある場合
3. 周術期管理上、必要な場合
   ・泌尿器科手術や泌尿生殖器に近接した部位の手術を行った場合
   ・手術時間が長時間になることが想定される場合（麻酔後回復室でカテーテルは抜去する）
   ・術中に大量輸液や利尿剤の投与が予想される場合
   ・術中に尿量モニタリングが必要な場合
4. 尿失禁患者の仙骨部または会陰部にある開放創の創傷治癒を助けるため
5. 長期固定が見込まれる患者（胸部や腰椎が潜在的に不安定な場合、骨盤骨折のような多発外傷）
6. 必要に応じて、終末期ケアの快適性を改善させるため

尿道カテーテルの不適切な使用

1. 尿失禁状態にある患者や要介護者に対するナーシングケアの代替として使用すること
2. 患者が自排尿可能であるにも関わらず、尿培養や尿検査のサンプリングを目的としてカテーテルを使用すること
3. 適切な適応がないにも関わらず、術後長期間にわたって使用すること（尿道や泌尿生殖器に近接した部位の修復や硬膜外麻酔の効果が遷延している場合にはカテーテル使用は是認される）

文献

1）Guideline for Prevention of Catheter associated Urinary Tract Infections 2009, Centers for Disease Control and Prevention（CDC）
https://www.cdc.gov/infectioncontrol/pdf/guidelines/cauti-guidelines.pdf

第5節 留置カテーテル抜去と排尿自立
(1) はじめに

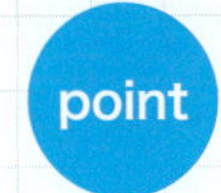

- **排尿自立指導料の新設で尿道カテーテル抜去の重要性が周知された**
- **尿道留置カテーテルの抜去に対する不安に向き合うには、尿道留置カテーテルのリスクを知ることが必要**

1 尿道留置カテーテル抜去について

尿道カテーテルが漫然と長期的に留置されていることを問題視した金字塔と呼ぶにふさわしい論文があります[1)]。これは1人の泌尿器科医が老人総合病院の尿道カテーテルとおむつをはずすことに取り組み、成功した事例です。この論文の発表から四半世紀ほどを経た現在、ようやくその重要性が周知され始めています。

平成28年度診療報酬改正で排尿自立指導料が新設され、保険収載となりました。その後、平成30年4月には、500以上の施設から排尿自立指導料の届け出があり、排尿自立指導の取り組みが活発になってきたと思われます。さらに、尿道カテーテル留置中の患者に対する関心も高まり、各施設で早期の抜去が行われるようになったと予想されます。このような機運のなか、これまで長期に留置された尿道カテーテルに対してもどうにか抜去できないか検討している施設も多いのではないでしょうか(**表1**)。

しかし同時に、尿道カテーテル抜去に対する不安も生じていると思われます。たとえば「尿道カテーテルを抜去して、排尿自立を獲得できるだろうか」「尿閉を起こさないだろうか」「腎盂腎炎などの有熱性尿路感染症などを起こさないだろうか」。あるいは、実際にカテーテル抜去後に急性腎盂腎炎を起こした患者にあった経験があれば「現状を維持したほうがよいのでは」と抜去を躊躇してしまうこともあるでしょう。

ところが、尿道カテーテルが留置されている状態は、留置後2週間ほどで細菌尿を100%認めるため、常に有熱性尿路感染症の危険にさらされているのです。ほかにもカテーテルに関連した有害事象には、膀胱結石形成、尿道裂傷、収尿袋からの尿臭の問題、体位変換や移乗時に牽引されて起こる血尿や尿道損傷などがあります。

平均の寝たきり期間が6～7年と言われるようなわが国においては、長期留置になりがちなのかもしれません。しかし、尿道カテーテルの長期留置は患者のQOLやADLの低下にも繋がるため、医療従事者が「しかたない、当たり前のことだ」と安易に妥協しないほうがよいと考えます。

それでは「現状を維持したほうがよいのではないか」という不安はどのように解消すればよいでしょうか。カテーテル抜去までのアセスメントや抜去してしばらくまでの対処法についての文献等は国内外にいくらかありますが、抜去した直後の対応については十分な記載がありません。そこで本章では、尿道カテーテル抜去について以下の項目で解説します。

表1 排尿ケアの現状

	老人施設入居者(13,466名)	被在宅看護高齢者(2,322名)	病院入院患者(13,317名)
尿道カテーテル留置者割合	1.2%	9.7%	16.8%
おむつ使用者割合	51.2%	56.0%	31.5%
清潔間欠導尿施行者割合	4.3%	12.2%	5.5%

留置カテーテルの患者の約40%が抜去可能。
おむつ使用者の約35%がおむつ外し可能

文献2)を元に作成

2

尿道カテーテル抜去の解説要項

看護師が必要な間欠導尿指導の知識

第１部　第３章　第５節（3）（p.24 ～）

間欠導尿指導にあたる看護師に必要な知識を紹介します。間欠導尿を指導する立場の看護師はさまざまな問題に遭遇しています。入院中の指導だけでなく、退院後・転院後のフォローアップの大切さ、長期の間欠導尿の場合の、加齢や生活スタイルの変化に伴う個別の指導・支援の重要性などを解説します。

間欠導尿からの離脱

第１部　第３章　第５節（4）（p.29 ～）

尿閉になる原因は何か、どのような発生パターンがあるのか、回復の目処など、事例を交えて解説します。

訪問看護におけるカテーテル抜去

第１部　第４章　第４節（p.47 ～）

尿道カテーテル抜去後にも間欠導尿が必要な場合の対応など、在宅での排尿ケアに取り組み方を解説します。

排尿自立指導の取り組みと課題、看護師の意識変化

第２部　第２章　第１節（p.76 ～）

急性期の大学病院の排尿自立指導の取り組みと、そこに生じた疑問や問題点を取り上げます。「間欠導尿はいつまで続けるのがよいのか」「退院し自宅に戻った場合に誰が間欠導尿をできるのか」など、入院中から退院後の支援まで、起こりうる問題について知ることが排尿自立指導の継続に繋がります。

また、残尿測定器を使用したことで起きた看護師の意識の変化も紹介します。

文献

1）上田朋宏，荒井陽一，他：老人総合病院における入院患者の排尿管理について－カテーテル留置およびオムツ管理 315 例の治療経験．泌尿紀要，1991．
2）後藤百万：病院から地域（施設・在宅）への排尿ケアの現状と問題．泌尿器ケア 11（12）．メディカ出版，2006．

- **常勤の泌尿器科医がいないからこそ生まれた“看護師主導”の尿道カテーテル抜去パス**
- **特に長期留置の場合は、患者とその家族にはしっかりと説明するパンフレットを用いて院内で説明内容を統一するとよりよい**
- **尿道カテーテル抜去パス導入で多くの患者が自然排尿を獲得した**

1 尿道カテーテル抜去パス作成のきっかけ

福井大学医学部附属病院泌尿器科の関連病院である寿人会木村病院では、2011年に看護師主導で行う尿道カテーテル抜去パス（**図1**）を作成し、長期留置のカテーテル抜去に取り組んできました。

この尿道カテーテル抜去パスを作成した経緯は、本院の感染制御委員会で、院内でのカテーテル関連の急性尿路感染の発生が多いと指摘され、非常勤の泌尿器科医である筆者が相談を受けたことがきっかけです。これまでの尿道カテーテル抜去については非常勤の泌尿器科医が個別に対応していましたが、カテーテル関連の急性尿路感染を防ぐためには組織的な取り組みが必要だと考えました。そして、改めて患者の状態を見直し、尿道カテーテルの抜去を可能な限りめざすことにしたのです。また、本院は常勤の泌尿器科医がいないため、看護師主導で行える、安全で効率よく尿道カテーテルの抜去ができるパスになるよう工夫しました。

2 尿道カテーテル抜去可能な対象患者の抽出（図2）

尿道カテーテル抜去パスの手順は、尿道カテーテル留置中の患者の抽出が必要です。本来、電子カルテを用いることで抽出も可能ですが、留置しているかどうかを定期的にチェックするシステムがなければ確認が困難な場合もあります。

抽出対象は、平成28年度診療報酬改定「排尿自立指導料」に関する手引き[1]にある、尿道カテーテルの相対的適応状態の患者です。ただし、急性期病院で留置したのち、転院となった場合、留置した理由が不明なケースもあります。

3 尿道カテーテル抜去の注意点

尿道狭窄が強いなど、普段の尿道カテーテルの交換が困難なケースは、看護師が間欠導尿することは困難かもしれません。尿道カテーテル抜去パスの取り組みの初期は、導尿しやすい女性の症例から始めるのもよいでしょう。さらに、脊髄損傷、多発性硬化症、頸髄症などでは膀胱内が高圧となり、上部尿路障害をきたすこともあるので、泌尿器科医に相談しましょう。

また、抜去前に超音波検査やX線検査などで、前立腺肥大症や膀胱結石等の有無を確認するとよいでしょう。必要に応じて尿培養検査を行い、抜去後の感染コントロールや、排尿障害治療薬の投与も検討するとよいでしょう。

尿道カテーテル抜去パス（改訂版）　ID＿＿＿＿　20　年　名前＿＿＿＿＿＿様

月日	経過	手　順	実施者サイン
月　日	抜去前の準備	□ 検討シート（抜去可能かを検討）に記入 □ 医師【主治医・泌尿器科医師】に指示を受ける □ パンフレットを渡し、本人・家族に説明 □ 同意（有・無）を看護記録に記録	
月　日	抜去当日	□ **午前中 尿道カテーテル抜去** ↓ 抜去後24時間は要観察 抜去後2～3時間ごとに排尿チェックと超音波残尿測定器 ↓ 「初回自尿があった」 「6時間経っても自尿がない」 「残尿測定の残尿量が400mL以上の時」 ↓ □ **必ず1度、導尿にて残尿測定** （病棟導尿スケールに沿って今後の導尿回数を決定） ↓ **排尿日誌に経過を記録する**	
月　日	抜去翌日～1週目	□ 抜去翌日、主治医または泌尿器科医師に経過報告し、今後の指示（導尿・残尿測定）を受ける □ 抜去翌日以降も、4～6時間経っても自尿がなければ、導尿実施 導尿回数は、病棟導尿スケールを参照し決定する ↓ **排尿日誌に経過を記録する**	
月　日	抜去2週目	□ 指示継続中であれば、主治医または泌尿器科医師に経過報告 ↓ 今後の指示（導尿・残尿測定）を受ける ↓ **排尿日誌に経過を記録する**	
月　日	導尿中止後2週目	□ 導尿中止後2週間目に残尿測定器または導尿による残尿チェック結果を医師に報告 ↓ **排尿日誌に経過を記録する**	

多くの病院で残尿量から決定する導尿スケールを用いている。しかし、導尿回数を減らすことで急性尿路感染は起こらないのか、あるいは排尿自立までの時間が延びることはないのかについては判明していない。

※1：寿人会木村病院は常勤の泌尿器科医が不在で、週に1.5日の非常勤泌尿器科医師のみである。
※2：泌尿器科常勤医1名の病院及び、泌尿器科医不在の病院でも同様な結果が得られている。
※3：本パスは、慢性期病院で行われたものであり、急性期病院などで使用する場合には各病院の状況に合わせて調整する必要がある。また、現在の平成28年度診療報酬改定「排尿自立指導料」に関する手引き[1]に沿った調整も望まれる。

図1　尿道カテーテル抜去パス

4
患者とその家族への説明

カテーテルを抜去する際には、長期尿道留置カテーテルのリスクとベネフィットを患者とその家族に説明をしておくのもよいでしょう。パンフレットなどを用いて、院内で統一した説明が行えるとよりよいでしょう。

尿道留置カテーテルの抜去は、本来“不要かもしれない”ものを取り除き、必要に応じて間欠導尿をするものですが、長期にわたって留置され、それが患者や家族にとって恒常的になっている場合などは、今の状況の変化を望まないこともあります。また、カテーテルを抜去しおむつでの排尿に変わった場合、紙おむつ代が自己負担になることもあるため、事前の説明は大切です。

5
尿道カテーテル抜去後の流れ（図3）

カテーテル抜去後は、うまく排尿できる患者とそうでない患者に分かれます。おむつやトイレで排尿できても、残尿が多いと尿路感染を起こすリスクが高まるため、排尿後に残尿量をチェック※する必要があります。

ただし、残尿量が多いとわかってもすぐに尿道カテーテルを再留置するのではなく、間欠導尿を行いながら自排尿量が増えて排尿後残尿量が減るのをじっくり待ちましょう。

たとえば、筆者らは1日の間欠導尿回数を決めたスケール表を用いて、残尿量の減少に合わせて回数を減らしていきます。これにより患者の苦痛や羞恥心などの負担を減らし、看護師の仕事量も軽減することができます。さらに、看護師が残尿量の変化を意識するようになり、排尿に関するアセスメントが自然と行われるようになります。また、カテーテル留置中にその患者の1日のなかでの尿産生パターンを掴んでおくと、残尿チェックのタイミングも設定しやすくなります。

6
尿道カテーテル抜去パス導入の成果

常勤泌尿器科医のいない2つ病院（非常勤のみのA病院と、非常勤もまったくいないB病院）を例に、尿道カテーテル抜去パスの使用効果を紹介します。

両院ともに尿道狭窄の強い患者と頸髄損傷がある患者、また主治医あるいは家族の同意が得られないものは除外しています。尿道カテーテルを抜去し、すぐに排尿できなくとも、1～2週間後に残尿量100mL未満となり、導尿不要となっていたものを自然排尿獲得とみなしています。

[A病院]

190例中172例（91％）で自然排尿を獲得した。

[B病院]

70例中61例（87％）で自然排尿を獲得した。

それぞれ約半数が1カ月以上の長期留置患者でしたが、高い確率で自然排尿を獲得することができました。また、尿路感染による発熱は両院合わせて3例のみでした。またA病院では、非常勤泌尿器科医が非常勤勤務時間以外で緊急相談を受けることは1例もありませんでした。

さらにA病院では、尿道カテーテル抜去パス導入前の6カ月間と、導入後の同じ時期における6カ月間を比較すると、尿路感染発生が導入前14例（発生率1.0％）から導入後3例（発生率0.2％）に減少しています。これらのことからも、尿道カテーテル抜去パスは、有用かつ安全であると考えられます。

尿道カテーテル抜去に積極的に取り組むことは、患者のQOLの改善や早期退院に寄与します。さらに、医療スタッフの意識改革や

※　最近は簡易型残尿測定器が普及してきており、導尿することなく残尿量を確認できる。

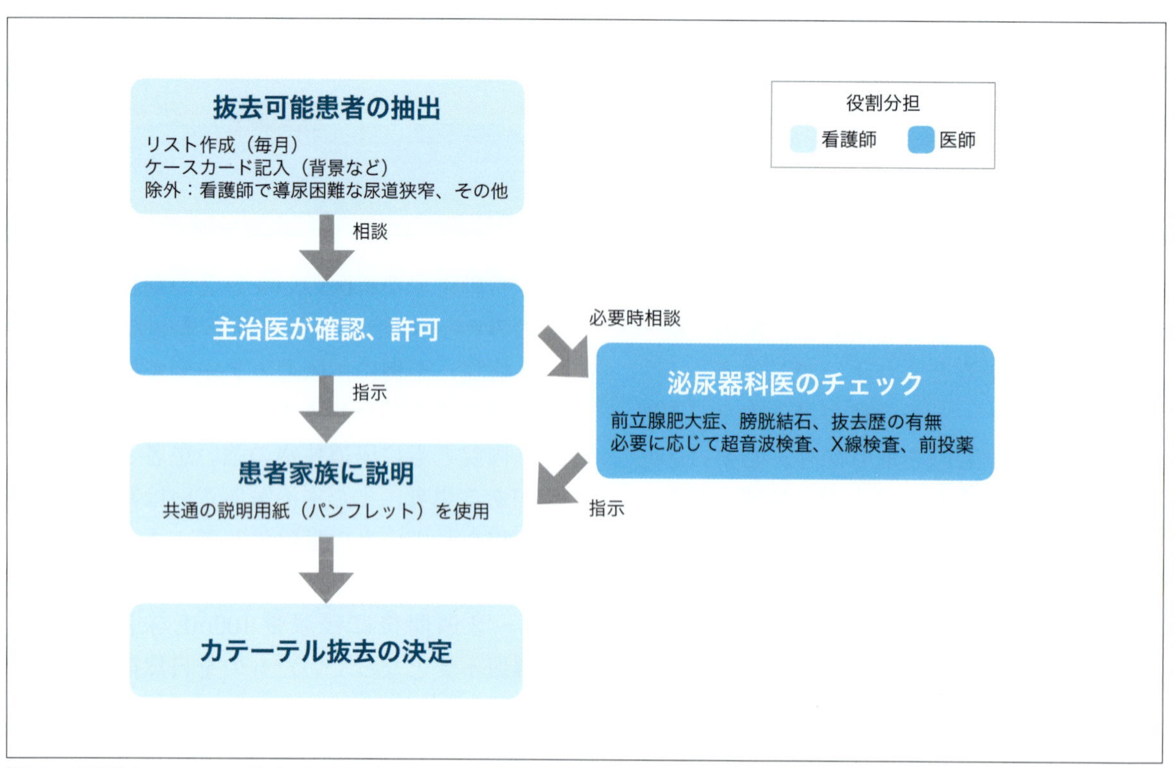

図2　尿道カテーテル抜去までの流れ

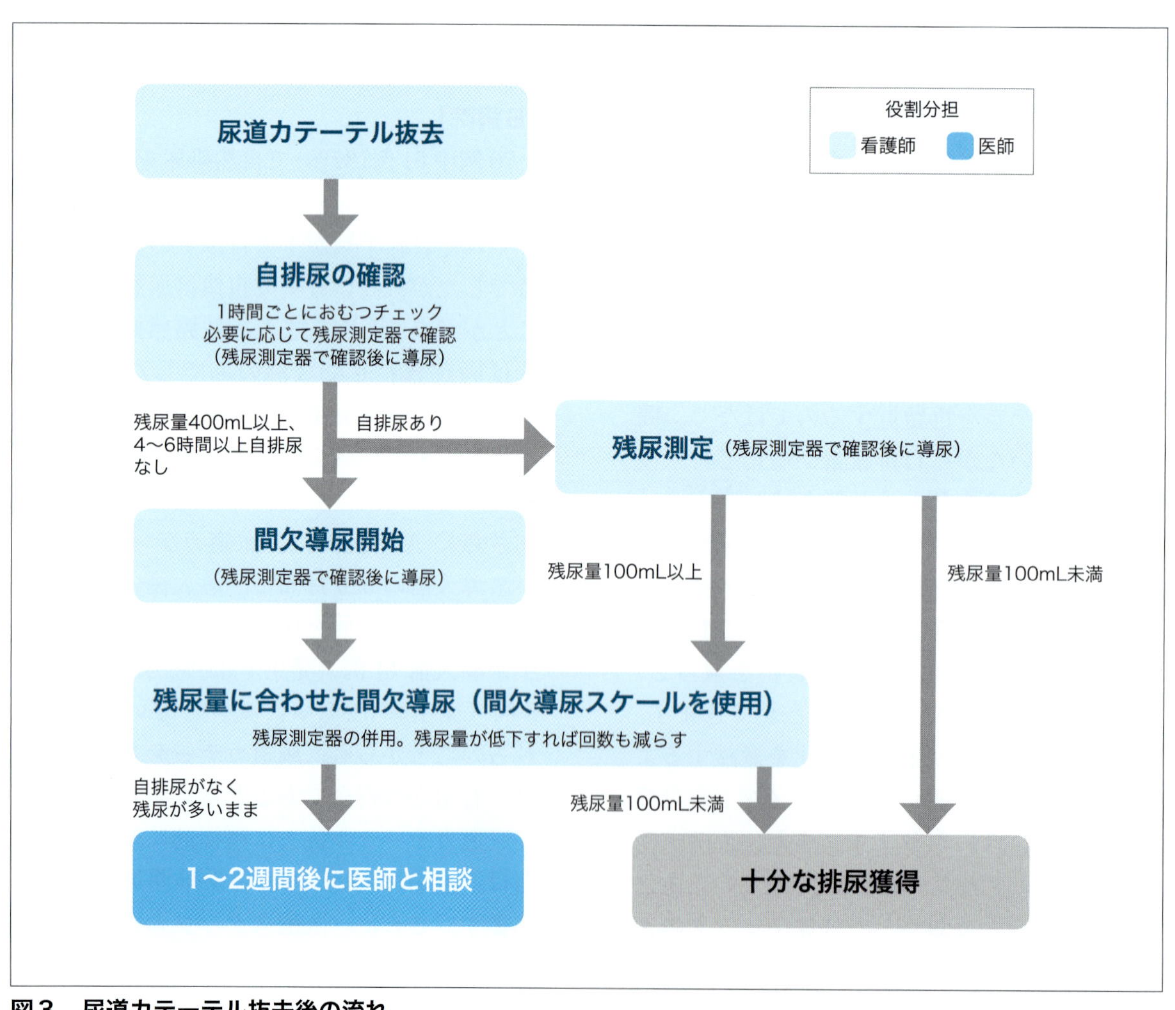

図3　尿道カテーテル抜去後の流れ

残尿量（mL）	・導尿回数/日
100未満	中止可
100〜	1回
200〜	2回
300〜	3回
400〜	4回
500〜	5回以上*

*残尿量が500mLを超えないように回数とタイミングを調整する

＊：残尿量 500mL が妥当であるかどうかの判断は困難で、最大 400mL とすることも考慮したい。

図4　残尿量から導尿回数を決めるスケール

チームワークを高めること、院内感染の最大要因である尿路感染の減少に効果を発揮するなど、患者・病院の双方にとって大変有益であると言えるでしょう。

文献

1）日本創傷オストミー失禁管理学会編：平成 28 年度診療報酬改定「排尿自立指導料」に関する手引き．照林社，2016．

- 導尿の間隔を空けすぎず、自分の膀胱に合ったタイミングで導尿を行う
- 細菌を膀胱に入れないことに労力をかけるより、導尿の間隔を空けすぎないことで膀胱の抵抗力を保つ
- 毎回の導尿で尿を取り残さず膀胱を空にする

1 間欠自己導尿における看護支援のめざすところ

間欠自己導尿における看護支援は「導尿」という馴染みのない医療行為を「排尿」という日常生活行動に変え、患者の生活と導尿が一体化するように導くことです。いかにその人に合った間欠自己導尿の方法に到達できるかが成功の決め手となります。その人にとっての排尿の快適さや安心がどこにあるのかを共に探し、合併症の予防とQOLの維持・向上の両方に結びつく方法を見つける看護をめざします。

2 導尿の方法

男性も女性も導尿時の姿勢は自由ですが、その姿勢を長く続けているうちにからだのバランスを崩したり、膝や腰などを痛めたりすることがないように、無理のない楽な姿勢を身につけることが大切です。また、支援の終着点はカテーテルを挿入できることではなく、患者が導尿を面倒に感じず、時間や労力のかからない方法を見つけるところにあります。

①滑らかにカテーテルを入れる準備をする
男性：初めのうちは挿入時の痛みをやわらげるためにゼリーを多めにつけ、徐々に量を調節するとよいことを説明しておくとよいでしょう。
女性：ゼリーの量が多すぎると手が滑って挿入しにくいことがあり、少なすぎると痛みの原因になることがあります。ゼリーを使わず水で濡らす方がよい人もいます。

②尿道口の位置を確認する
男性：胴囲が大きい場合やペニスの状態（長さや包皮の被り方）によっては、ペニスを支えにくいことがあります。ペニスを把持する指の使い方や姿勢のとり方などを工夫し、安定して支えられる方法を探しましょう。尿道口がくっついてわかりにくい場合は、亀頭をつまむと尿道口が開いて見えやすくなります（**図 1**）。
女性：初期の時点で尿道口の位置や形状を知るために陰部を鏡で見て確認してもらう教え方があります。この方法で注意をしなければならないことは、その後もずっと鏡がなければ導尿できないという状況にしないことです。導尿に必要な道具が増えると忘れものをした場合に導尿できず、後回しにしてしまうおそれがあります。

③カテーテルを挿入し、尿を排出する
男性：カテーテルを挿入しにくい場合は、ペニスを伸展させる強さや角度を変えてみるとうまくいく場合があります。解剖図や模型を利用して、男性の尿道にはカーブが２カ所あることを伝えておくとよいでしょう。
女性：カテーテルが挿入しにくい場合は、カテーテルを把持する指の使い方（**図 2**）、カテーテルの先端を向ける方向（カテーテルの角度）、便座への座り方（深さ）、上半身の角度、足の開き方、膝の角度などを変えてみる

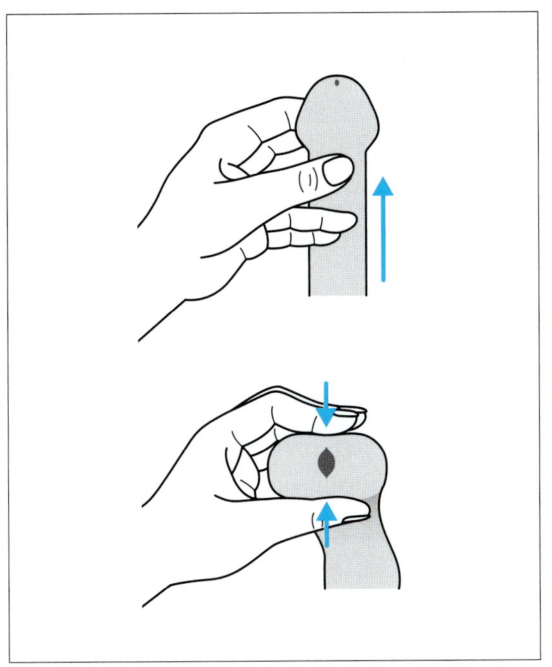

図１　尿道口を見えやすくする方法（男性）

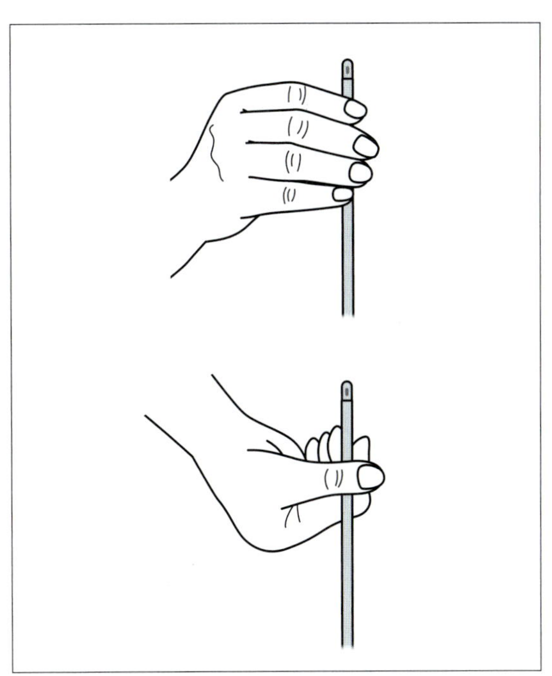

図２　カテーテルを持つ指の工夫（女性）

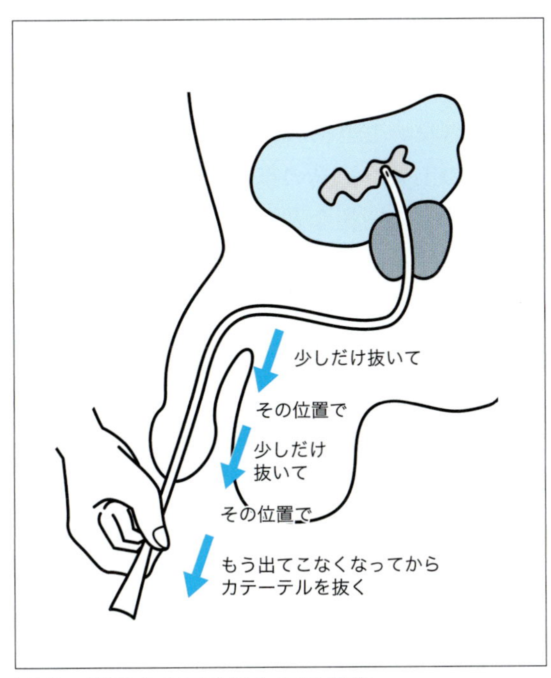

図３　膀胱内の尿を出し切る操作

とうまくいくこともあります。

④尿を残さず出し切ってからカテーテルを抜去する

毎回の導尿で尿を取り残さず、膀胱を空にすることが感染対策として重要であることを患者によく伝えます。尿の流出がいったん止まったらカテーテルを少しだけ抜き、膀胱の中にあるカテーテル（の先端）の位置を変えます。再び尿の流出が始まったらカテーテルの位置を変えずに尿を流し、再び尿の流れが止まったらまた少しカテーテルの位置をずらして尿を出します。これを繰り返すことで膀胱内を空にします。この操作（**図３**）を習得できるように導きます。感覚器の障害などで尿の流出が途切れたことを認識するのが難しそうな場合は、その人がもっている機能を活かして認識できる方法を探します。

3
導尿前の手洗いと陰部のふき取り・洗浄の必要度

「清潔間欠自己導尿（p.26 コラム参照）」における「清潔」とは「可能な範囲できれいに」をめざすものであり、導尿前の手洗いは多くの指導ツールで推奨されています。しかし、実際の生活の場では洗いにくい場合があります。その時、患者はどうすればよいのでしょう。必要度についていくつかのポイントを解説します。

まず、患者の生活の場がどこであるのかは重要です。入院中であるならば、耐性菌が存在する環境であるため、手洗いは重視します。ただし、この時の方法には注意が必要です。

たとえば、手洗い後の濡れた手で洗面台のふちなどを手すり代わりに掴みながらトイレに移動するとかえって手を汚すことにもなります。このような場合には、流水で手洗いせずに、速乾性消毒剤で消毒した方が効果的です。

排便の処理後も手洗いの必要性は高まります。排便の後始末（ストマの処理も含む）をした手でそのまま導尿を行うと、尿路感染症の起因菌となる大腸菌などの腸内細菌科細菌に汚染される可能性が高まるためです。患者に対しては、このような危険性についての知識を伝えると同時に、具体的な対策を話し合っておきましょう。たとえば、ひとたびトイレに入った後で洗面所に戻るのは面倒なので、可能であれば排便の前に導尿をすませたほうがよいこと、あるいは、排便後に続けて導尿する可能性がある場合は、手指消毒用の速乾性消毒剤を持ってトイレに入るとよいといった話をします。

陰部が便などで汚れている場合、陰部のふき取りまたは洗浄が必要です。しかし、その方法を誤るとかえって汚れを広げてしまうため、確実で無理なく行える方法を患者と一緒に見つけていきましょう。

医療従事者は手洗いに高い意識があります。その感覚で患者に必要性を強調しすぎると、毎回の導尿が手間のかかる面倒な行為と感じ、導尿を後回しにするおそれがあります。導尿を後回しにすれば膀胱壁の過伸展が起こり、尿路感染症を起こしやすくなります（p.27コラム参照）。交差感染のない在宅の場合は、便などの汚染の有無や手・陰部を日常的に衛生的な状態にできているかに着目し、実際の生活のなかで行えることを念頭に、優先順位や方法を患者とともに検討するとよいでしょう。

4 導尿のタイミング

導尿を行う時間と回数は、検査の結果や排尿日誌などをもとに膀胱の大きさを予測し見出されます。その時には自然な排尿の有無や尿意もアセスメントします。一般的には1回の尿量が500mLを超えない、1日の回数は4～6回程度ですが、その人の膀胱に合った頻度を医師とよく確認し合うことが重要です。

間欠自己導尿を正しく継続するためには、導尿を後回しにしたいと思うような面倒な方法をとらないこと、外出先でも行いやすくするための工夫（道具の携帯の仕方、利用しやすいトイレの開拓など）を一緒に考えることが必要です。また、間欠自己導尿を開始し、しばらくしたら、外出先でも行えているか、導尿回数が減っていないかを確認することも大切です。そのための時間を得るには、看護師の人員確保や体制づくりも考えていかなければなりません。

コラム　Clean？ Sterile？　導尿で使われる“清潔”の意味を理解しよう

間欠自己導尿は正確には、英語で“Clean intermittent self-catheterization”であり「清潔間欠自己導尿」と訳されます。“Clean”は、清潔間欠自己導尿が提唱される以前に必要と考えられていた“Sterile”（滅菌）と区別されるために用いられました。医師や看護師が施す通常の導尿や留置カテーテル設置時には“Sterile”（滅菌）となりますが、“Clean”（清潔）は、“滅菌”ほど厳密な操作は求めず、可能な範囲できれいにすることを意味します。

ところが看護では、“汚染”の対義語として「人の皮膚、粘膜を含むすべての物体の表面に病原体の付着していない状態」[1)]という意味で“清潔”という用語が使われます。看護師が「清潔間欠自己導尿」の“清潔”の意味を後者で理解していると、患者にも厳密な操作を求めることになり、間欠自己導尿のハードルが上がってしまいます。したがって“清潔”という用語の正しい理解が大切です。

5 手順を中心とした指導ではなく、考えて行動する力を育む支援

季節や天候、忙しさや体調などの変化に伴い、患者を取り巻く体内外の環境も変化します。また、外出先で車の渋滞にあったり、導尿の道具を忘れてきてしまう、災害でトイレが使えないなど、想定外のことが起こる可能性もあります。このように在宅生活では、つねに最適な条件で導尿できるとは限りません。ここで重要なことは、患者自身がその場その時の状況に応じて最善の行動をとる力を養うことです。たとえば「カテーテルが洗えず、手元に替わりのカテーテルがなければ、表面を拭いて次の導尿の時間を遅らせずに実行する。その方が尿路感染症の予防につながる」といった話をしながら、間欠自己導尿の考え方を伝え、優先順位のつけ方を学べるように支援します（p.27 コラム参照）。

6 カテーテルの選び方

間欠自己導尿に用いられるカテーテルは、繰り返し使用する再利用型と使い捨て型があります。また、使い捨てのなかには、表面に潤滑剤を塗った場合と同じような滑りをよくする加工がなされた親水性コーティングもあります。太さや長さを検討するほか、特殊な形状・加工があるカテーテル、導尿できない時間帯にカテーテルを膀胱に留置できる間欠式バルーンカテーテルなどがあることも知っておきましょう。うまくいかない場合には、他のカテーテルを検討するとともに、実際に必要なカテーテルが試用・入手できるような流れをつくる支援も大切です。

重要なことは、患者が必要な情報を偏りなく得られ、患者の尿道や導尿の手技、生活スタイルなどに合った道具が選べるように選択肢を広げることです。

7 水分の管理

医師などから「水分をしっかり摂りましょう」と言われて、水分を摂りすぎている患者も見られます。また、カフェインを多く含む飲みものを夕方以降に多量に摂取することが、夜間多尿の原因となっていることもあります。導尿回数が多い場合や夜間多尿が見られる場合、または尿路感染症が起こった場合は、水分の摂取量だけでなく、飲食物の種類や摂取する時間帯、あるいは摂取する目的なども対話のなかから把握し、改善策を患者と一緒に考えましょう。

8 受診の仕方

間欠自己導尿を継続する患者の多くは、在宅自己導尿指導管理料の月に1回の算定に基づき、定期的に受診して物品の支給を受けています。時折、月1回の受診時に医師と顔を

コラム 尿を出さないとなぜ尿路感染症が起こるのか

膀胱内に尿が充満すると、膀胱壁が引き伸ばされ、膀胱壁の血管が押されて細くなります。その結果、血流が悪くなり、細菌に対する膀胱の抵抗力が低くなって細菌感染が起こりやすくなります。

正常な排尿機能は何時間かごとに排尿し膀胱を空にしているので、膀胱過伸展をさせない状況をつくりだし、自然と病気（尿路感染症）を予防しているのです。間欠自己導尿はカテーテルの助けをかりるものの、従来のこの仕組みに沿った自然に近い排尿方法と言えます。

表 1　症状や状況に応じた受診のタイミングの判断

早期に受診する必要がある症状・状況
・38度以上の高熱と腰や背中の痛みがある ・38度以上の高熱と睾丸に腫れや痛み、陰部の痛みがある（男性） ・真っ赤な血尿が出る ・導尿ができなくなった（膀胱が尿でいっぱいになる前に受診すること）
程度によって早期に受診したほうがよい症状・状況
・排尿時に下腹部周辺に痛みを感じる ・尿失禁が生じる ・導尿後も膀胱に尿が残っていると感じる ・導尿はできているものの負担が大きいと感じる

合わせていても悩みを打ち明けず、物品をもらって帰る患者を見ることがありますが、そのような患者のなかに、独りで悩みを抱えている人がいます。また、手間のかかる方法が定着してQOLを低めている人もいます。こういった患者には導入時期以降でも看護支援が必要です。

定期受診のほかに、定期受診日を待たずに受診するとよい場合（**表 1**）についても話題にしておきます。

9 まとめ

間欠自己導尿で腎機能を守ることができたとしても、間欠自己導尿を始めたことでその人が大切にする活動や生きがいを失うようなことになるならば、看護として成功したとは言えません。

もし、患者のライフスタイルのなかで和式トイレしかない施設を使っている場合があれば、和式トイレでも楽に使用できるところまで支援しましょう。外出先でトイレが使えないことが増えると外出を諦めてしまう場合もあります。

また患者には、並んでいるトイレでは焦ってできなくなることがある、支給された範囲内でやりくりして災害等に備えようとする、自己導尿していることを他人に知られないように労力をかけている等、患者だけでは解決できない問題を抱えている場合もあります。したがって、その人に合った方法を見つける直接的な支援とともに、患者の苦労を間近で見る看護の目線で気づいた問題を社会に向けて提言していくという支援も重要です。

＊本節の一部は、文部科学省科学研究費助成事業（平成 23 ～ 27 年度）若手研究（B）:「清潔間欠導尿の自己管理方法確立のプロセス」（課題番号 23792574）（研究代表者、中村みどり）により作成したガイドブック「間欠自己導尿を始める男性／女性へ」に基づいています。このガイドブックは、実際に間欠自己導尿を行う方々へのインタビュー調査と文献検討をもとに作成しました。ガイドブックを手にした方が他の性別の説明を見なくてもすむように男女別冊にしています。このガイドブックに関するお問い合わせは、一般社団法人日本排尿デザイン研究所 http://www.juridl.com/　までお願いします。

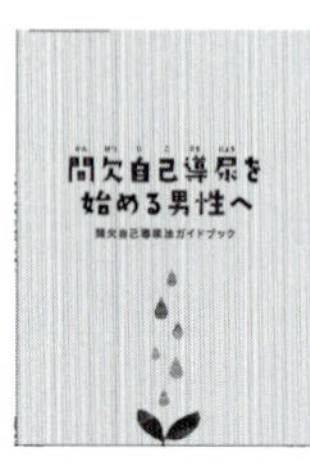

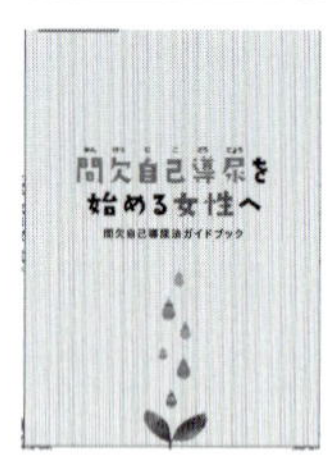

文献

1) 永井良三，田村やよひ監：看護学大辞典 第 6 版，p1219，メヂカルフレンド社，2013.
2) Vahr S，H Cobussen-Boekhorst，et al：Evidence-based Guidelines for Best Practice in Urological Health Care Catheterisation Dilatation，urethral intermittent in adults．European Association of Urology Nurses，2013. http://nurses.uroweb.org/wp-content/uploads/2013_EAUN_Guideline_Milan_2013-Lr_DEF.pdf.
3) Newman DK，Willson MM：Review of intermittent catheterization and current best practices．Urol Nurs Jan-Feb，31（1），12-28，48，2011.
4) Lapides J：Mechanisms of urinary tract infection．Urology，14（3），217-225，1979.

第5節 留置カテーテル抜去と排尿自立
(4) 間欠自己導尿からの離脱

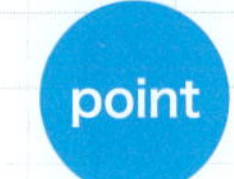

- 尿閉の原因は前立腺肥大症や神経因性膀胱だけではない。高齢者の場合、何かしらのきっかけ（イベント）が引き金となり尿閉になることがある
- 「尿閉は回復しない」と安易に思い込まない

1 はじめに

尿道カテーテルの抜去後に、すべての患者が排尿できるわけではありません。さまざまな理由で尿道カテーテルが留置されますが、どのような理由で留置していたとしても、カテーテル抜去後に尿閉となることがあります。

しかし、カテーテル抜去後の尿閉の予防や早期発見のためにどのような対処を行うべきか、現在のところ定まった意見はありません。また、尿閉に対して間欠導尿を行いつつ自排尿の回復を待つ場合、間欠導尿から離脱するまでに必要な期間や、間欠導尿から離脱ができない可能性を予測する方法についても、同様に定まったものはありません。

ここでは、筆者が考える尿閉の病態生理[1]をもとに、尿閉の発生原因や間欠導尿からの離脱の予測について解説します。

2 尿閉の原因

尿閉の原因は多岐にわたりますが、一般的な分類としては、下部尿路閉塞と排尿筋低活動に分けることが多いと思います。下部尿路閉塞の代表的な疾患は前立腺肥大症であり、排尿筋低活動の代表的な疾患は神経因性膀胱です。そのため尿閉となった患者に対しては、前立腺肥大症が進行して尿閉となったのか、または神経疾患によって神経因性膀胱となり尿閉となったのかを考えることが一般的です。しかし高齢者においては、この2つの分類では原因が説明できない尿閉も多くあります。

よくある状況の1つとして、大腿骨近位部骨折後の尿閉があげられます。大腿骨近位部骨折後に尿閉となる患者はめずらしくありませんが、なぜ骨折で尿閉となってしまうのかの理由はわかっていません。しかし、大腿骨近位部骨折後に尿閉となりベッドで間欠導尿を行っている患者を、トイレに座らせるだけで尿閉から回復することがよくあります。つまり、トイレでは排尿できるのにベッドでは排尿できない患者がいるということです。

高齢の女性では排尿筋収縮力が弱くなっていても、腹圧によって排尿を維持している場合も珍しくありませんが、ベッド上臥床になり腹圧がかけられなくなることで、排尿ができなくなることがあります。このように、高齢者の場合はADL障害や排尿姿勢が排尿障害に大きく影響します。

下部尿路機能が正常であれば、多少の問題が発生しても尿閉にはなりません。そのため若年者が尿閉となることはまれです。しかし、高齢者では症状として自覚していなくても下部尿路機能の低下が徐々に進行していることがあります。下部尿路機能の低下がかくれている高齢者に“排尿状態に影響するイベント”が重なることで尿閉が発生します。前立腺肥大症の患者がかぜ薬を飲んだことがきっかけで尿閉になるのも“イベントが発生して尿閉”のパターンであると考えられます。

ほかにも、肺炎などのADLの低下をきたす状態や、意識障害、せん妄なども排尿障害を引き起こします。見逃されやすい原因として便秘にも注意が必要です。便秘は膀胱直腸障害として神経因性膀胱に合併する症状ですが、単なる便秘だけでも尿閉の原因になるこ

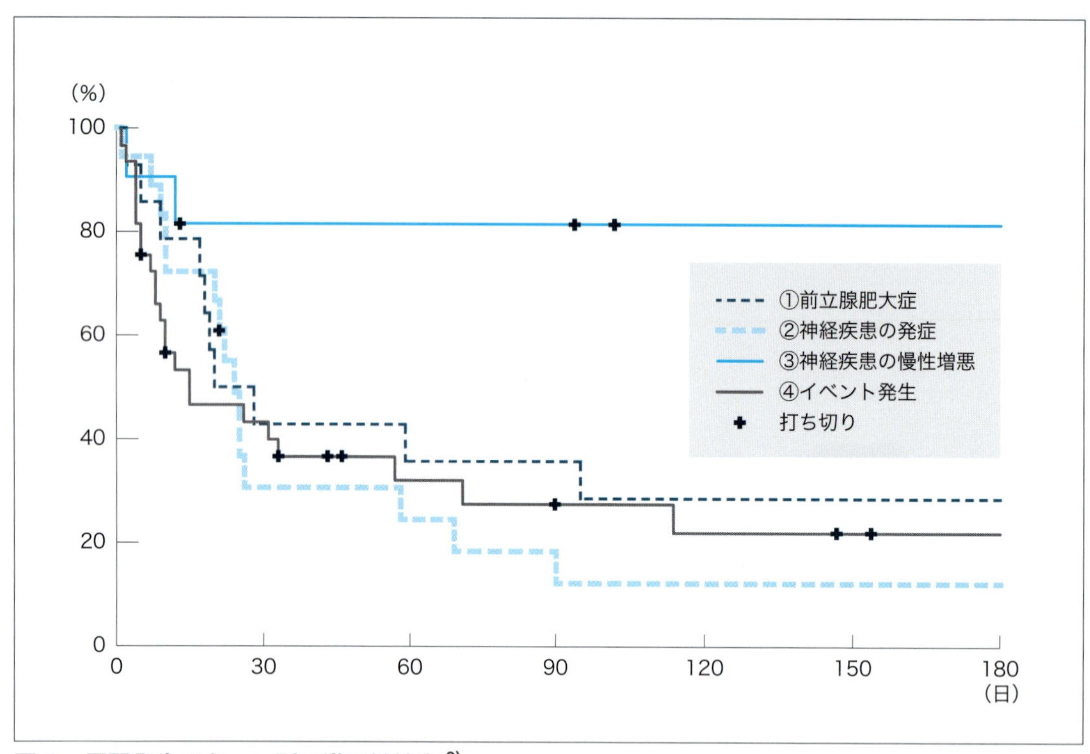

図１　尿閉発生パターン別の導尿継続率 2)

とがあります。

3 尿閉の発生パターン

何かしらのイベントが発生することによる尿閉を含めると、入院中に尿閉が発生するパターンとしては、次の４つに分けられます。

①前立腺肥大症
②神経疾患の発生
③神経疾患の慢性増悪
④イベントの発生が契機となる場合

①の前立腺肥大症や②、③の神経因性膀胱の発生や悪化は、先に述べたように下部尿路閉塞と排尿筋低活動が原因であり、一般的な尿閉の発生パターンです。しかし、入院中に発生する尿閉は、④のイベントを契機に発生するパターンが最も多く見られます。

また、この分類は尿閉の回復、つまり導尿からの離脱の予測に有用です。①、③のように疾患が徐々に進行して尿閉となった場合は、前立腺肥大症に対する手術などの治療を除き、進行する神経疾患の根治は難いことが多く、導尿から離脱できる可能性は低いと予測されます。

②の場合は発生した神経疾患によって回復の可能性が変わりますが、多くの神経疾患での排尿障害は一時的であり回復が期待できます。たとえば、脳梗塞や脳出血などでは、発症直後に尿閉となったとしてもかなり高い確率で導尿離脱が可能です。

④の場合は下部尿路機能に直接関係のない疾患が契機になり尿閉になっているため、尿閉の契機となった疾患が改善することで排尿障害からの回復が期待できます。

図１に導尿の継続率の推移を示しました。③の徐々に進行した神経因性膀胱では回復率は非常に低いのですが、それ以外の場合はかなり高い確率で導尿から離脱できることがわかります。ただし、回復にはそれぞれ相応の期間が必要ですし、予測が100％的中するわけではありません。

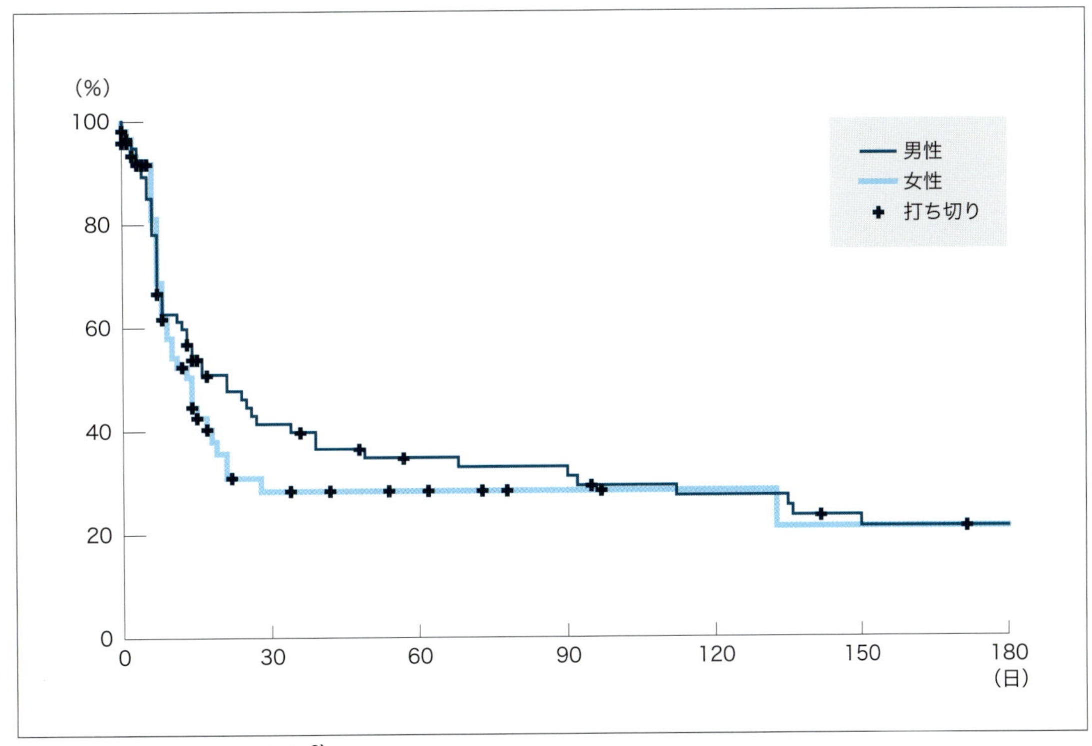

図2　男女別の導尿継続率 [3)]

4 尿閉の回復

適切な対応をせずに尿閉を放置すると、膀胱は過度に拡張してしまい、膀胱機能が低下してしまいます。膀胱の拡張の度合いや、発見までに放置された期間によって膀胱機能の低下の程度は変わります。低下した膀胱機能は、適切な対応を行い、ある程度の期間を設けることで徐々に回復していきます。**図2**に男女別の導尿の継続率を示しますが、女性は尿道機能が弱いため、尿閉時の膀胱へのダメージが男性に比べて低く、導尿からの離脱は男性よりも早い傾向にあります。女性の場合は、尿閉の原因が改善した症例のほとんどが1カ月以内に導尿を離脱できています。したがって、尿閉の原因が改善した状態で1カ月間経過しても改善がなければ、導尿からの離脱を諦めなければならない可能性が高くなります。男性は半年を超えてから改善する場合もあり、どの程度の期間待てば、導尿の離脱を判断できるのかは定かではありません。

5 退院に向けて

必要のない尿道カテーテルが急性期病院で開始され、それが在宅や施設で長期間使用され続けていることが問題視されていますが、その問題のすべてを急性期病院で解決することは難しいでしょう。在宅では不要であるカテーテルも入院中は必要だったのかもしれません。一度尿閉となった場合には回復に相応の日数を要しますが、昨今の急性期病院では長期間の入院が難しい状況であり、退院時に尿道カテーテルを選択せざるをえない場合もまれではありません。しかし、尿道カテーテルから離脱できる可能性について退院時にしっかりと申し送りする必要はあるでしょう。

6 事例紹介

認知症のために自己導尿を習得できなかった事例を紹介します。

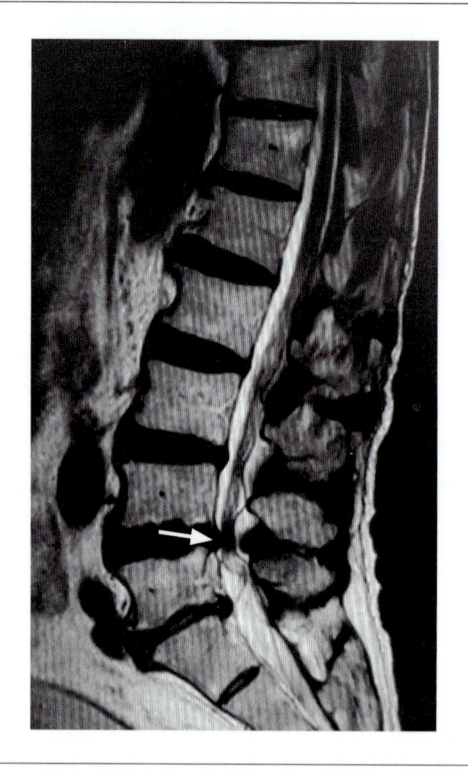

図 3　腰部脊柱管狭窄（腰部 MRI）

- **84 歳、男性**
- **既往歴：糖尿病、冠動脈バイパス手術、左内頸動脈狭窄**

10 年前に尿閉のため経尿道的前立腺切除術（TURP）を受けた。術後に排尿障害から敗血症となったが間欠導尿を経て自排尿を回復し退院した。

その 10 年後に、3 日前からの便秘、頻尿のあと、下腹部痛が出現したため救急外来を受診した。下腹部膨満があり、導尿で 1,000mL の流出があった。シロドシンを処方され帰宅したが翌日も排尿できず再受診した。導尿で 1,200mL の流出があったため、尿道カテーテル留置となり入院になった。

入院後に発熱があり、タゾバクタム / ピペラシリンを投与した。また、尿培養からキノロン耐性大腸菌が検出された。尿路感染の影響で血糖コントロールが悪化したため、内分泌科に依頼しインスリンによる血糖管理を行った。認知機能の低下があり、高齢総合内科でアルツハイマー型認知症の疑いが強いとの診断となった。歩行には問題なし。

尿閉直後のために正しい評価が得られないと予測されたため、尿流動態検査（UDS）は行わなかった。膀胱鏡を行い、前立腺肥大症の再発や膀胱頸部狭窄、尿道狭窄などの下部尿路閉塞がないことを確認した。頭部 MRI を行い、軽度の海馬の萎縮と陳旧性脳梗塞を認めたが、尿閉となるような頭蓋内病変は否定された。腰椎 MRI で重度ではないものの腰部脊柱管狭窄を認めた（**図 3**、白矢印）。その後、2 週間にわたり懸命に自己導尿指導を行ったが、認知機能低下のため習得することができなかった。

導尿のためだけに急性期病院で入院を継続することは難しいと考えられます。しかし、この事例の場合は自己導尿が困難であり、尿道カテーテル留置で退院するしか選択肢はないように思えます。この判断を下すためには、尿閉の回復の可能性について考えなければなりません。今後、尿閉が回復しないのであれば、退院後も継続できる排尿管理方法を選択する必要があります。自己導尿が難しいのであれば尿道カテーテル留置を選択することになります。

この事例の場合、尿閉が回復しないと言いきれるでしょうか。ここまであえて触れてはいませんが、尿閉が回復するか否かは、尿閉の発生契機を考える必要があります。

腰部脊柱管狭窄が進行して尿閉に陥った可能性が考えられますが、便秘と頻尿が出現したあとに尿閉になっているため、便秘が尿閉の誘因となった可能性も大いに考えられます。また、入院日に大量の排便があったことも確認されていました。

つまり、便秘によって尿閉となったが、原因となった便秘は入院日に改善した。しかし尿閉によって膀胱が過拡張し、膀胱機能回復までには相当の時間を必要とする状況となり、尿閉だけが残った状態となった可能性があります。そうであれば、導尿を継続して膀胱機能が回復すれば、導尿を離脱できるかもしれません。したがって、できる限り間欠導尿で膀胱機能の回復を待ちたいと考えます。

この事例の場合は、膀胱機能が回復するまで妻が介助導尿を行うことにしました。退院から1カ月後、つまり、尿閉発生から2カ月の時点で自排尿が回復し、導尿を離脱することができました。なお、腰部脊柱管狭窄については整形外科医に相談し、下肢の症状がないことから経過観察になりました。

7 急性期病院に求められること

尿閉から回復する可能性を諦めることは簡単です。しかし、患者が一生涯、尿閉から回復する可能性がないとするのは非常に難しい判断です。尿道カテーテル留置の状態で急性期病院を退院した患者が、退院後にカテーテルの離脱に挑戦できる機会は非常に限られています。

急性期病院の役割で大切なことは、患者の尿閉を「回復しない」と安易に判断しないことです。

患者が尿閉になるまでの状況を知らずして、尿閉の原因を知ることはできませんし、回復の可能性を判断することは困難です。まして、退院後に回復の可能性を判断することはますます困難です。急性期病院において可能な限り導尿離脱のための評価を行ったうで、回復期や生活期といった退院後の医療へとしっかりと橋渡しをしていくことが求められているのではないでしょうか。

文献

1) 教科書に載っていない“尿閉”の話，泌尿器科情報局 N Pro
http://www.medias.ne.jp/~nojiri-kgy/meaning/2014-01.html
2) 野尻佳克，他：尿閉の発生契機に関する検討．第 21 回日本排尿機能学会，2016．
3) 野尻佳克，他：他科入院中に発見された尿排出障害の回復期間．第 27 回日本老年泌尿器科学会，2016．

コラム 高齢化の現状と将来推計

平成 30 年版高齢社会白書[1]によると、2017 年のわが国の 65 歳以上の高齢者の割合は総人口の 27.7%となる超高齢社会を迎えています（**図 1**）。2036 年には高齢化率が 33.3%で 3 人に 1 人が高齢者となり、その後も世界で類を見ない速度で高齢化が進むとされています。

また、高齢者人口も増加の一途を辿り、2042 年の 3,935 万人がピークになると推計されています。その後、高齢者人口は減少に転じるものの高齢化率は増加を続け、2065 年に 38.4%で 2.6 人に 1 人が高齢者となる社会が到来すると言われています。

一方で、総人口は 2010 年をピークに減り続け、2053 年には 1 億人を割ると推計されます。特に出生数の減少と生産年齢（現役世代）人口の減少が顕著であり、2065 年には 1 人の高齢者に対して 1.3 人の現役世代で支えるとされ、社会保障給付費の負担や医療・介護の担い手の確保など、将来に向けた多くの課題を抱えています。

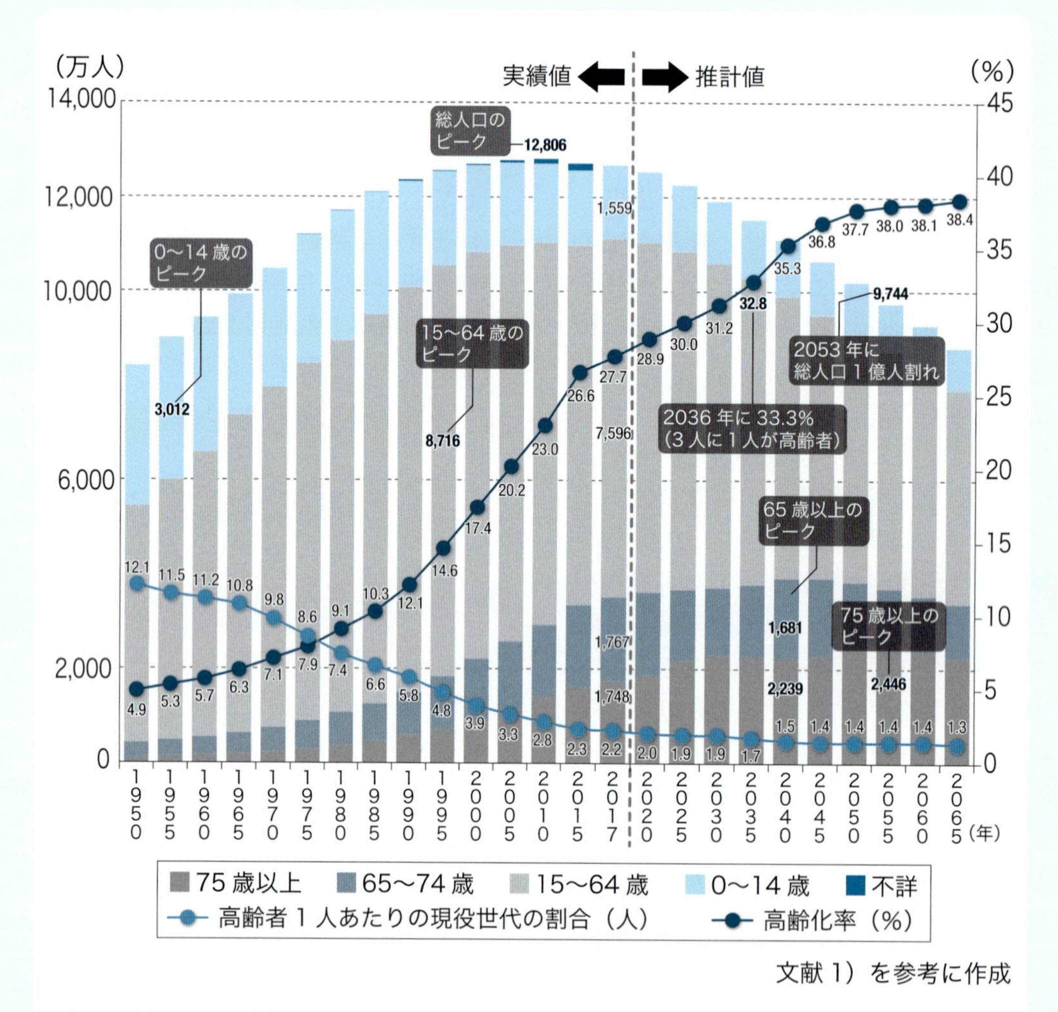

図 1　総人口、高齢化率、高齢者と現役世代の割合の推移

文献

1) 平成 30 年版高齢社会白書（全体版），内閣府
http://www8.cao.go.jp/kourei/whitepaper/w-2018/zenbun/30pdf_index.html

第4章 排尿ケアとリハビリテーション

第1節 排尿自立再獲得に向けて

point

- カテーテル離脱後に尿失禁のためおむつを使用している高齢者のなかには、排尿が自立できる可能性のある患者もいる
- 生活機能と排尿機能の総合的なアセスメントを行うことで、排尿自立獲得への糸口を見つける
- 排尿誘導には排尿自覚刺激行動療法・排尿習慣化訓練・定時誘導の３つがある

1 生活機能と排尿自立のアセスメントを総合的に評価

図１は、2001年に世界保健機関（WHO）が提唱した国際生活機能分類（International classification of functioning disability and health;ICF）の概念モデルです。これは、人々が保持する生活機能をプラスの面（できること）から捉え、「人が生きる」ことについて総合的に表現したものであり、職種に関わらず共通して認識できるモデルとして、リハビリテーション医療、介護保険ケアマネジメント等に広く受け入れられています。

図２は実際のケアマネジメントに用いられている生活機能の主なアセスメント項目と排尿に関わる要素との関連性を示したものです[2)]。

「健康状態」の項目は、「排尿機能」に関わる頻尿などの下部尿路症状が抽出されやすいです。

「認知機能」の項目は、「排尿動作」のトイレを認識できるかどうか（失認の有無）やトイレを正しく使用できるかどうか（失行の有無）などについて推定できます。また見当識障害の有無はトイレの場所の認知に重要となります。「ADL」の項目は、「排尿動作」の「移動・移乗状況」や「着衣の着脱動作」に密接

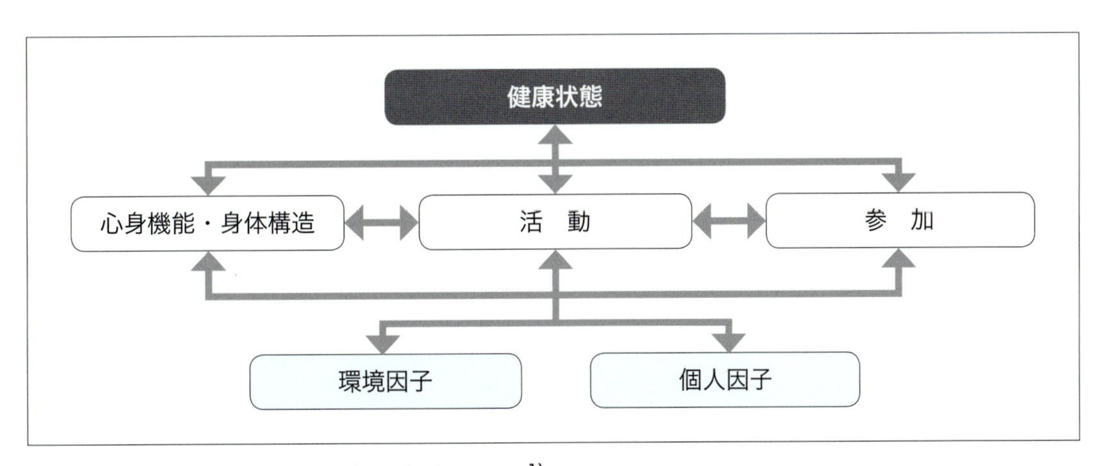

図１　国際生活機能分類（ICF）の概念モデル[1)]

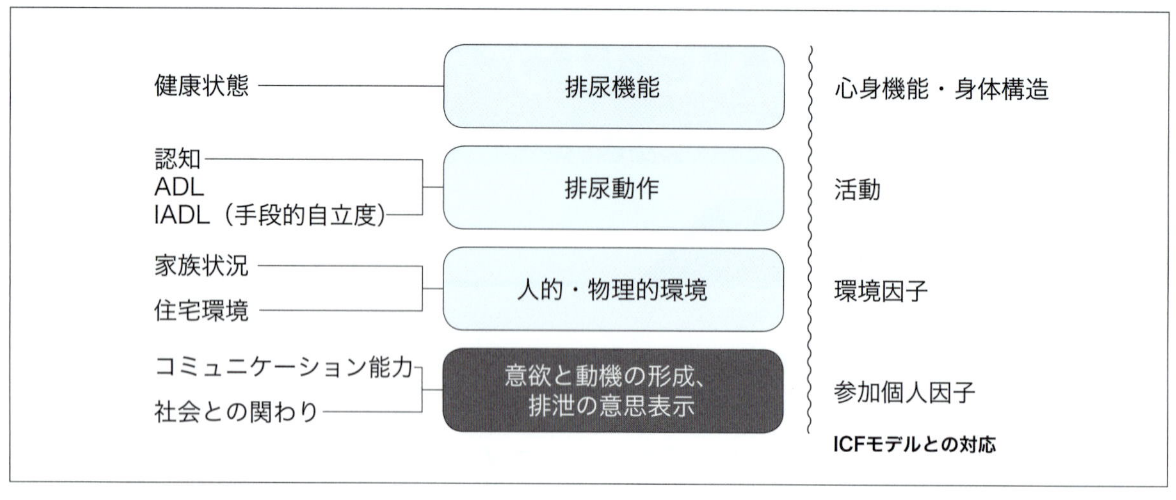

図２　生活機能と排尿自立のアセスメント項目との関係

に関わる重要な項目であり、「IADL」は外出頻度などの測定により「全体的な活動状況」の目安を抽出することができます。

「家族状況」の項目は、「排泄ケアへの家族の介護支援状況」、「住宅環境」の項目は、「トイレへのアクセス状況」などの環境が抽出されます。

「コミュニケーション能力」の項目は、尿意の意思表示能力としてもきわめて重要で、尿失禁にも影響します。そして、高齢者に意欲と動機を与えながら関わるための手がかりとなる「社会との関わり」の項目は、排泄障害を改善し積極的に外出を促すなどの「目標設定」の目安になります。

2 排尿自立再獲得を促進する課題解決について

筆者らは生活機能と排尿機能の総合的な評価と、その人らしいケア計画全体の総合援助方針に基づき排尿自立の促進、ご本人の自己決定と家族を支援する「排泄ケアマネジメント（相談）」を試行してきました（**図３**）[3]。

次に対象者の発見と初期のアセスメント方法のポイントを示します。

①インテイク（対象者の発見）

尿漏れや排尿の悩みは人の本質的な問題で、他の人に話すことは誰にとっても難しいことです。したがって、排尿の状態をアセスメントする時は、健康状態を包括的に聞いたり、ADLの確認も「食事は？　整容は？　更衣は？　移動は？　排泄は？　入浴は？」というように一つひとつ確認しながら、そのなかで自然な流れで排尿の状態についても確認していくとよいでしょう。さらに、排尿の問題は決して恥ずかしいことではないということを理解してもらうことも大切です。

②初期アセスメント（３日間）における排尿機能評価

膀胱の蓄尿機能や尿排出機能に侵襲のない評価方法として、排尿日誌（p.12 ～ 13）が推奨されています。排尿日誌の測定は１～３日間程度、できれば24時間が望ましいとされています。

一方、後述する排尿自立を図る行動療法（排尿誘導）のうち、尿失禁の改善が確認されている排尿自覚刺激行動療法（Prompted Voiding；PV）では、日中の活動時間の範囲の評価法が用いられています。

また、尿失禁のため、すでにおむつを着用している場合の測定方法については、**表１**のような工夫が必要です。

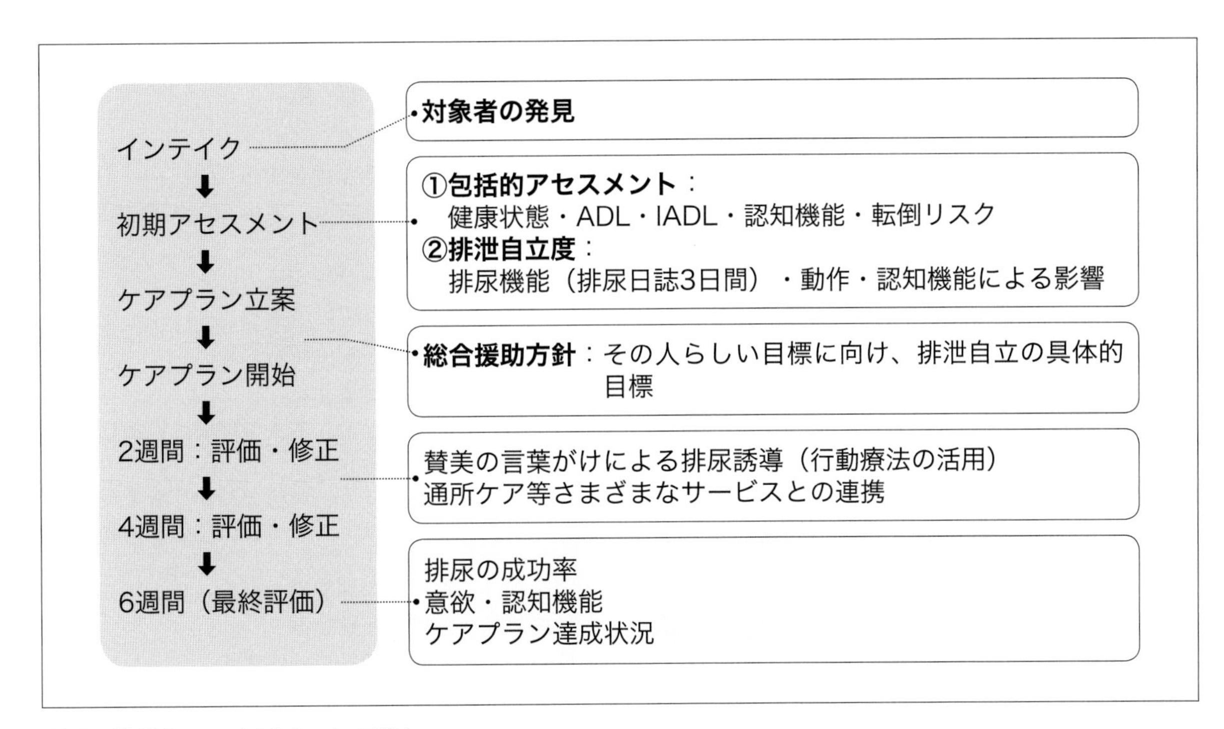

図３　排泄ケアマネジメントの流れ

表１　おむつを着用している場合の排尿機能のアセスメント

1日目	2時間ごとに尿意と尿漏れの有無を確認する
2日目	尿漏れがなければ確認する時間を延長する 尿漏れがあれば確認する時間を1時間30分ごとに短縮する
3日目	尿漏れがなければおおよその排尿パターンを確定する 尿漏れがあれば確認する時間を1時間ごとに短縮する

羞恥心への配慮：尿漏れの確認は１時間ごとを限度にする。また１人の介助者で関わるなどの配慮が必要

③排泄動作に影響する認知機能のアセスメントについて

認知症状のある高齢者の排泄ケアの関わり方については、さまざまな細やかな工夫がされています（**表２**）。**表３**に代表的な認知症の中核症状による排泄動作への影響について示します[3)]。

④総合援助方針について

援助を受ける人が最終的にどのような生活をしたいのか、その人や家族の希望に添った（目標志向型思考）具体的な目標を検討しましょう。その達成をめざした排尿ケア計画全体の総合援助方針を定めましょう。

⑤排尿誘導法の工夫について

排尿機能・動作アセスメントに基づく排尿誘導の支援については、有効な行動療法も活用してみましょう。いったん低下した高齢者の排尿自立再獲得のためには、原因や状態に応じ、薬物療法や手術療法などの適切な治療を検討する一方で、適応がある場合には、排尿誘導を効果的な行動療法として取り組むことで、症状が改善することがあります。主な排尿誘導には次の３つがあります。また、効果的な行動療法のためのポイントを**表４**にまとめました。

①排尿自覚刺激行動療法／うながし排尿（Prompted Voiding）

個別の排尿パターンを把握した対象者に対

表２　介護職と看護職が認知症高齢者の排泄ケアに成功した取り組み事例

排泄に関わる行動障害の代表例		対　応
尿意を感じる	・尿意がわからない／サインが明確ではない ・他の物事に集中して尿意が消失する ・トイレでの排尿に対するやる気がない ・コミュニケーションに障害がある	・声かけで刺激を与える ・羞恥心に配慮した声かけをする （「トイレ」と直接言わずに「散歩」などの他の言葉に置き換える） ・排尿量日誌でパターンを知る ・排尿パターンに沿って誘導する ・排尿前後の行動を詳細に観察する
トイレ・便器を認識する	・トイレの場所がわからない ・トイレの行き方がわからない ・トイレを認識することができない ・ポータブルトイレを認識できない	・声をかけて場所を誘導する ・「便所」や「厠」など、本人の理解に合わせた貼り紙で認識を補助する ・トイレの電気をつけて、場所をわかりやすくする ・トイレのドアを開けて、トイレの認識を補助する
移動 衣類の着脱 尿便器の準備	・トイレの使い方がわからない（便器のふたを開けられない、座り方がわからない） ・ポータブルトイレの使用がわからない ・衣類を脱げない ・排泄の手順がわからない	・声をかけて動作を誘導する ・他者が動作の見本を見せる ・便器のふたを開けておく／はずす ・衣類を調節する／使いやすい衣類を選択する
	・おむつをはずす ・おむつ、パッドの使用を拒否する	・理由を聞く ・皮膚の状態など、不快感に繋がる原因を見きわめて対応する
排尿	・排泄すること自体の意味がわからない	・水を流して排泄を刺激する
	・放尿する	・放尿場所に鳥居マークを貼るなど排泄場所ではないことの認識を支援する ・放尿する物品を撤去する
後始末	・流せない ・うまく拭けない	・声をかけて動作を誘導する ・他者が動作の見本を見せる ・他者が流す／自動洗浄
	・パッドを隠す	・さりげなく処理する
	・漏れに気づかない ・漏れたことの状況が理解できない ・汚染した衣類を着替えられない	・着替える流れで、交換を支援する ・声をかけて着替えを促す （「汗をかいたので、お着替えはいかがですか」など）

第４期排泄ケアマネジメント相談研修会　成功事例分析より

表３　認知症による排泄障害と認知症の中核症状

起こりうる排泄障害	代表的な中核症状
毎日の排尿・排便についての時間・行動や習慣の記憶がない 新しいトイレの場所を覚えられない	記憶障害（短期・即時記憶障害）
トイレの場所がわからない	見当識障害
トイレの使い方がわからない	失行
トイレを認識することができない	失認
尿意・便意を言葉で伝えられない	失語
便器のふたをしたまま座ったり、衣類を下ろさずに排泄に臨むなど、排泄の一連の動作を段取りよく行えない	実行機能障害*

*認知症の初期から見られる実行機能障害は、日常の細かいさまざまな作業を、順序立てて円滑に実行することが困難になる。排泄動作の実行機能障害は、身支度がスムーズにできなくなるなど微細な変化であり気づきにくい。
また、その行動には本人にとってさまざまな理由があるため、認知症の診断がついている高齢者でも、認知症のせいだと断定して捉えないようにすることが大切。

表4　効果的な行動療法のためのポイント

①尿路感染症や尿排出障害がないか確認
②健康状態に注意しながら進めていく
③日中の活動時間帯に行う
④排尿について尋ねるときは落ち着いて集中できるように配慮する
⑤尿漏れの状況については本人も確実に認識できるように伝える
⑥便秘がなく食間の落ち着いている時間帯に行う

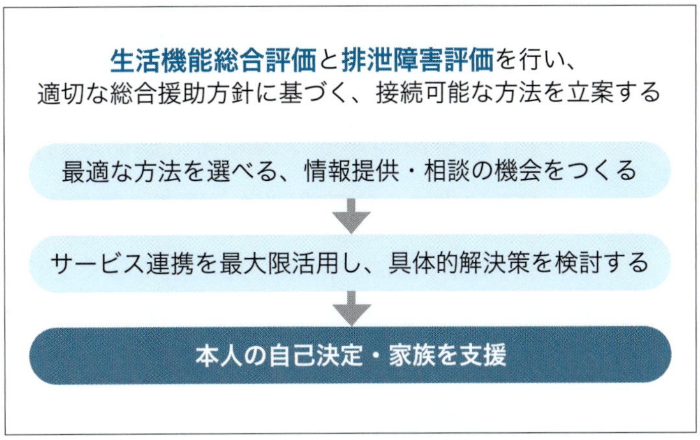

生活機能総合評価と**排泄障害評価**を行い、
適切な総合援助方針に基づく、接続可能な方法を立案する

最適な方法を選べる、情報提供・相談の機会をつくる
↓
サービス連携を最大限活用し、具体的解決策を検討する
↓
本人の自己決定・家族を支援

図4　排泄ケアマネジメントの原則

し、排尿の意思を伝え、失禁がなく排尿できた場合に社会的賞賛（感謝の意を伝えるなど）の言葉がけを行うことで、排尿を自発的に伝える能力を獲得する行動療法です。無作為比較化試験による有効性が報告されています。

認知機能が低下している高齢者の場合でも、対象によって改善できることが報告されています。

②排尿習慣化訓練（Habit Training）

個別の排尿パターンを把握した対象者に対し、本人のパターンに沿って、繰り返し方法で排尿を誘導し、習慣化することで尿失禁の改善を図る行動療法です。

わが国で行われている排尿誘導に最も近い方法で、介護を要する高齢者や、認知症高齢者が入居するグループホームなどに適しています。

③定時誘導（Schedule Toileting）

排尿の自立が困難な対象者に対し、一定のスケジュール（2時間から4時間くらいの間隔の範囲内）でトイレに誘導し排泄介助を行います。汚染したままの状態を防ぐことを目標にしています。

⑥排泄ケアマネジメントの評価のポイント

排泄ケアマネジメントの評価は、ケアプランの達成状況を細かく評価しましょう。また失禁回数や排尿成功の回数（成功率）の評価に加え、意欲や表情、交流状況の変化にも注目するとよいでしょう。

3 排泄ケアマネジメントを試みて

著者らが試みた排尿自立再獲得に向けた課題解決法、「排泄ケアマネジメント（相談）」19事例において、6週間の取り組みができた13例のうち、なんらかの「改善」と評価できた事例は7例でした。さまざまな課題がある一方で、おむつから普通の下着に改善できた例や通所サービスでの交流が豊かになった例、排尿の自立が促進されて表情に変化があった例などがあり、排尿自立再獲得に向けたケアの大切さを改めて実感することができました。

生活機能と排尿機能の総合評価は、ほんの少しの気づきから解決の糸口が見つかる場合も多く、看護・介護をはじめとした多職種間の連携により解決に至ることも多々あります。

最後に**図4**に著者らがめざした排泄ケアマネジメントの原則を紹介します。

文献

1) 厚生労働省：「国際生活機能分類−国際障害分類改訂版−」（日本語版）
https://www.mhlw.go.jp/houdou/2002/08/h0805-1.html
2) 佐藤和佳子：山形県排泄ケアマネジメント相談マニュアル Ver.2−行動療法を活用した、知症高齢者排泄ケアマネジメントの提案−．2014.
3) 佐藤和佳子，船山恵美：高齢者の自己決定を支える排泄ケアマネジメント−理論とケアプランの展開．訪問看護と介護，13（3），pp182-187，医学書院，2008.

point
- **PT は排尿関連動作の障害に適切な対処方法を見つけるコーディネーター**
- **PT に求められる役割は、患者の動作を分析し排尿動作の問題点を洗い出すこと**
- **排尿動作とは、排尿行為だけでなくそれに関わる周辺動作を含めたものをいう**

1 排尿ケアと理学療法士

平成 28 年度診療報酬改定の「排尿自立指導料」の保険収載により、「排尿ケア」と多職種で構成される「排尿ケアチーム」が注目されています。この排尿ケアチームには理学療法士（PT）※も含まれており、下部尿路機能障害をもつ患者の治療経験を有する専門職としての役割が求められています。

しかし、産前産後の理学療法に関わる PT 等の一部を除けば、PT の下部尿路機能障害に対する認識はいまだに低いと言わざるを得ない状況です。また、排尿自立に PT がどのように関わるのかわからず、チームに参加することを躊躇する人も多いと思われます。

ここでは、排尿自立に対して PT が知っておきたい知識を紹介します。

2 チーム内で PT に求められている役割

排尿自立指導に関する診療計画書には「排尿自立度」という項目があります。これを評価し治療計画を立案することが PT の重要な役割になります。「患者さんの排泄動作の自立を妨げているのは何かを評価→問題点を抽出→治療計画を立案…」という流れは、PT がいつも行う理学療法業務と変わりありません。排尿ケアにおいても役割は同様です。PT の専門性である動作分析能力を活かして、排泄動作に関わる問題点を見出し、その改善に向けて病棟スタッフと協力する、もしくは個別療法の対象と判断すればリハビリテーション依頼を主治医に出してもらう、これらが排尿ケアチーム内の PT の主な役割となります。

もちろん、骨盤底筋訓練の指導や生活指導、自助具の選定など排泄動作に特化した知識が必要となる場面もありますが、それらすべてをチーム内の PT が担う必要はありません。前述したように、個別療法として PT、もしくは作業療法士（OT）の介入を依頼し、ほかにその分野に長けているスタッフがいればそのスタッフに任せてもよいのです。

排尿自立指導は院内すべての診療科に関わるため、チーム内 PT だけではとても対応できません。チーム内の PT は、排尿自立指導の対象となった患者の機能障害に対し、適切な対処方法を見つけるコーディネーターのような役割を担っていると考えてください。

3 排尿動作とは

排尿動作とは何を指すものでしょうか。以下の①～⑦に示すように、排尿動作は複数の動作からなるものです。これらの動作が実行できなければ、排尿動作は自立できません。つまり、排尿そのものの動作だけではなく、その前後の排尿に至るすべての動作が排尿動作に含まれます。

また、認知機能、運動機能、下部尿路機能が正常であること、排尿に関わる環境が整っていることも重要です。

これらの動作のうち、「何が改善すれば」「どこを補えば」排尿動作が自立できるのかをき

※　2017 年 3 月 31 日付の疑義解釈資料の送付について（その 10）において作業療法士（OT）もチームメンバーに含まれるとされた。

D	：Delirium	せん妄
I	：Infection	感染（尿路感染）
A	：Atrophic urethritis and vaginitis	尿道・膣の萎縮（閉経後の女性）
P	：Pharmaceuticals	薬剤性
P	：Psychologic disorders, especially depression	うつ病などの精神疾患
E	：Excessive urine output	多尿（心疾患、高血糖など）
R	：Restricted mobility	動作制限
S	：Stool impaction	便秘（陥入便）

図１　排尿障害の悪化原因

ちんと見きわめることがチーム内のPTの役割と言えるでしょう。

①尿意を感じる

尿意は、およそ150～200mLではじめて自覚されるといわれています。その後、尿意は波のように強まったり弱まったりして、個人差はありますが300～400mL程度まではがまんできるようです。睡眠中でも尿意は認識できます。

②トイレ・尿器の環境

トイレ・尿器の位置を確認し、排泄が適切な環境か判断する。

③尿器の準備、またはトイレまでの移動

次の動作を自分の意思で行うことができる。

- 寝返りをうち起き上がることができる
- 座位を保てる
- 立ち上がり、立位を保てる
- 歩くことができる

④衣服の着脱

ボタンやファスナーの扱いが可能で、トイレ・尿器の使用に適切な位置まで着衣を脱ぐ、または身につけることができる。

⑤トイレ・尿器の使用

尿器を適切な位置に当てる、便座のふたを上げて正しく座ることができる。

⑥排尿する

痛みや残尿がなく、出そうと思った時にすっきり排尿できる。

⑦後始末

トイレットペーパーを取る、陰部を拭く、トイレットペーパーを流す、尿器の尿を捨てるなどの後始末の一連の動作ができる。トイレットペーパーの位置や使用法がわかり、陰部の清潔を保つ必要性を理解している。

4 排尿を妨げる原因

排尿を妨げる原因は多岐にわたりますが、PTが対処できるのは動作制限（Restricted mobility）による排尿障害です。たとえば機能性尿失禁は、前述の排尿に至る過程が（動作制限によって）妨げられることが原因です。

他の排尿障害の悪化原因の語呂合わせ（Diaper、おむつの意味）を紹介します（**図1**）。

5 身体機能に応じた排尿方法

患者の身体機能に応じて、排尿方法や環境整備は変わります。

①ベッドや椅子からは立てるが、便座からの立ち上がりが困難な場合

- 手すりを設置する

縦手すり、または横手すりを設置します。

- 補高便座を設置する

3～10cm程度の補高便座を使用し、座面を高くして立ち上がり動作時の負担を軽減します。

- 便座昇降機を設置する

電動で10～20cm程度（昇降機の種類に異なります）便座が持ち上がり、立ち上がり動作を補助します。

②患者１人では歩行困難な場合

・車椅子でトイレまで移動する

移乗動作が可能で車椅子の操作も問題なければ、車椅子でトイレまで移動します。ただし、車椅子が通れる間口であるか確認が必要です。

・ポータブルトイレを設置する

移乗動作が可能でも車椅子の操作が難しい場合は、ベッドサイドにポータブルトイレを設置します。身体機能に応じて設置する位置を検討しましょう。

③立位保持が困難な場合

・尿器を使用する

尿器（尿瓶やセパレート型収尿器）を設置します。

・尿取りパッドを使用する

尿器の保持や装着が難しい場合は、パッドに排尿して取り換えます。交換用のパッドやごみ箱を手の届く範囲に置く必要があります。

※下衣は、座位で殿部の左右に重心移動しながら下ろすか、前開きの下着とズボンを用いると便利です。

④起き上がり動作が困難な場合

・尿取りパッドを使用する

臥位で腰上げが可能であれば、パッドに排尿して取り換えるようにします。交換用のパッドやごみ箱を手の届く範囲に置いておく必要があります。

※前開きの下着とズボンを用いると便利です。

⑤自己導尿が必要な場合

自己導尿は、患者自身で尿道から膀胱内にカテーテルを挿入し、尿を排出する排尿方法です。自己導尿の実際の手技に関しては看護師が指導することになりますが、自己導尿を行うのに必要な身体機能の確認についてはPTの判断が求められます。

・正常な尿意が認められない神経因性膀胱に対する自己導尿

起居動作能力に問題がなければ、移動能力に応じてベッド、車椅子、トイレといずれの場所でも実施できます。手技の確立の援助と同時に、必要な物品をひとまとめにして手の届く範囲に置いておくなど、環境整備への配慮が大切になります。

・脊髄損傷後の排尿障害に対する自己導尿

急性期を脱し、安定したベッドアップ座位が可能となったら手技の指導を開始します。車椅子移乗や駆動が可能であれば、実施場所に応じた環境整備（例：前広便座の使用）や衣類（例：前開き下着やズボンの使用）、自助具（例：開閉用のループや固定用ベルトの使用）の工夫が必要です。トイレまで移動が困難な場合は、排尿用具（尿瓶、パッド）を使用するため、廃棄方法も考慮しましょう。

このようにPTは、患者の状態を判断し、安全な排尿動作ができるように病棟看護師等への助言や指導、時期を見て排尿方法のステップアップ等の提案を行います。つまりPTは、トイレ動作そのものだけではなく、その周辺動作に必要な身体機能についての知識も深めておく必要があります。

6 排尿ケアチームでの指導と個別理学療法での指導

排尿ケアチームのPTは「排尿自立指導料算定対象患者に対する包括的排尿ケアの計画策定とその実施」に関わります。計画の中には「理学療法士等による排尿に関連する動作訓練」と記載がありますが、チーム内のPTが実際に直接指導をするのかといえばそればかりではありません。

現状の排尿方法やその安定性を確認することや、病棟看護師主導で実施可能な自主練習の指導等は行いますが、身体機能の改善のための専門的な介入が必要であれば、主治医にリハビリテーションの依頼を出すように提案します。

個別理学療法が開始されたら、担当のPTまたはOTと情報を共有し、次の包括的排尿ケアの計画策定に反映させます。それにより、患者の状況に即した評価が可能になります。

コラム　骨盤底筋体操

骨盤底筋とは

大まかにいうと自転車に乗った時にサドルに当たる部分にある筋肉です。座位や立位時に、膀胱や尿道、子宮、直腸などの臓器をハンモックのように支えています。また骨盤底筋は、出産や肥満、加齢、運動不足、骨盤内手術などで機能障害をきたすことがあります。

骨盤底筋の機能障害は、尿失禁の原因になると考えられており、主に腹圧性尿失禁、切迫性尿失禁に対しては骨盤底筋体操が有効であると言われています。

骨盤底筋体操とは、骨盤底機能障害に対する保存的治療の第一選択肢とされており、それには骨盤底の機能や解剖の理解が必要です。また、一般的な筋力強化と同じく、一定期間継続しないと効果が得られず、先行研究では平均12週間の体操継続が有効と言われています。

実際の指導

骨盤底筋には素早く締めるための筋（速筋）と締め続ける筋（遅筋）の2種類があります。この2種類の筋を鍛えるために、2種類の締め方を行います。また、肛門の収縮と尿道の収縮を意識して区別します。肛門は「おならをこらえるように」、「硬い便を切るように」肛門をすぼめます。すぼめることが意識できたら、さらに　肛門をへその方までへ引き込むように締め上げます。尿道は「おしっこを止めるように」意識すると締まりますが、男性は「ペニスを引き込むように」「睾丸を持ち上げるように」、女性は「膣を閉じるように」意識するとわかりやすいと思います。

体操を行う際の姿勢は、収縮感覚がはっきりつかめるまでは、骨盤底筋にかかる重力を除いた仰臥位で行います。両膝を立てると腹筋が収縮しにくくなりますが、念のため片手を下腹部に置いて腹筋が収縮しないか確認します。

ゆったりと腹式呼吸を繰り返し、可能であれば呼気と同時に骨盤底筋を収縮しますが、難しければ怒責にならないように注意する程度で大丈夫です。

まずはできるだけ強くきゅっと締めて緩めます（第1段階）。締める感じがつかめたら、できるだけ長く締め続けるようにします(第2段階)。10秒程度締め続けられるようになったら、締め続けた後にきゅっきゅっきゅっと素早く締めて緩めることを数回繰り返します（第3段階)。長く締めようとして、息を止めたり、内転筋、殿筋、腹筋の代償性収縮が起きないか注意します。

運動の回数の目安は以下の通りです。

①素早くきゅっと締める（瞬発力）場合
（締める⇔緩める）×10回＝1セット
②締め続ける（持久力）場合
（締める⇔締めた倍以上の時間緩める）×10回＝1セット

①、②ともに1日3セット以上を目標にします。ただし、回数が十分でなくても、締めている感覚がわからなくなったときは、筋肉が疲れているのでそこまででいったん休憩します。

訓練は朝、昼、晩、寝る前など、時間をあけて行うようにします。一度にたくさん行うより1日に何度もこまめに行うほうが効果的です。

point
- **排尿行為の問題は、排尿動作以外にあることも多い**
- **OTには排尿行為への介入だけではなく、下部尿路機能評価への介入も求められる**
- **作業療法訓練と下部尿路機能評価を同時に行うことは可能である**

1 多職種連携における作業療法士

多職種が連携した排尿ケアには、看護職や介護職だけでなく、作業療法士（OT）も下部尿路機能を評価し、介入していくことを求められています。ここでは、なぜ、排泄行為への介入だけではなく、下部尿路機能への介入が必要なのか、具体的な取り組みの事例を交えて紹介します。

OT は、ADL 訓練、とりわけ排泄行為に介入することが多いでしょう。排泄行為の訓練では「便座に座った時点ですでに尿失禁していた」「排尿がおわるまでに時間がかかり、トイレに籠もってしまった」「尿意の切迫感から焦ってトイレに向かう様子が見られた」など、排泄動作以外の問題も多く、作業療法士が排泄動作のみに介入するだけでは、すべてが解決するとは言えません。したがってOT も排泄動作の介入に加えて、下部尿路機能を評価し、介入することが必要です。

2 OT による下部尿路機能評価

下部尿路機能評価は**図１**の手順に沿って実施します。入院時にすでに留置カテーテルとなっている場合は、留置カテーテル抜去の可否とタイミングを主治医に確認しましょう。

まずは、尿路感染の有無を確認し、感染があれば主治医または泌尿器科医に相談します。次に尿失禁の有無を確認し、尿失禁があれば下部尿路機能評価を実施します。評価項目は日中の排尿回数、夜間の排尿回数、尿排出後の残尿量、蓄尿量、総排尿量となります。

留置カテーテル抜去後であれば尿失禁や尿排出を認めない場合もあるため、尿失禁の有無に関わらず下部尿路機能評価を実施します。

正常であるとする判断基準は、日中の排尿回数７回以下、夜間の排尿回数２回以下、尿排出後の残尿量100mL未満、蓄尿量200mL以上です。１つでも基準に当てはまらなければ、問題がある可能性が高く、主治医または泌尿器科医に相談しましょう。

下部尿路機能評価に問題がなくとも尿失禁を認める場合は、機能性尿失禁であると判断し、作業療法やケアによって尿失禁の軽減に向けた介入を行います。介入の内容は、トイレの誘導時間の検討、排尿動作方法の検討、排尿形態の検討（福祉用具の調整を含む）、骨盤底筋訓練などです。

下部尿路機能評価は作業療法訓練中にも行うことができます。排泄動作訓練に尿意の訴えがあれば蓄尿量を測定し、尿意と蓄尿量が適切かどうか確認することや、排泄動作時に排尿を認めた場合は、残尿量の確認が行えます。

このように下部尿路機能評価は、看護師や介護職だけでなく、多職種が関わった分担による実施が適切であると考えます。

次にカテーテル抜去後に下部尿路機能障害があり、OT が下部尿路機能に介入した事例を紹介します。

3 事例紹介

- **カテーテル抜去後に頻尿を認めていた事例**

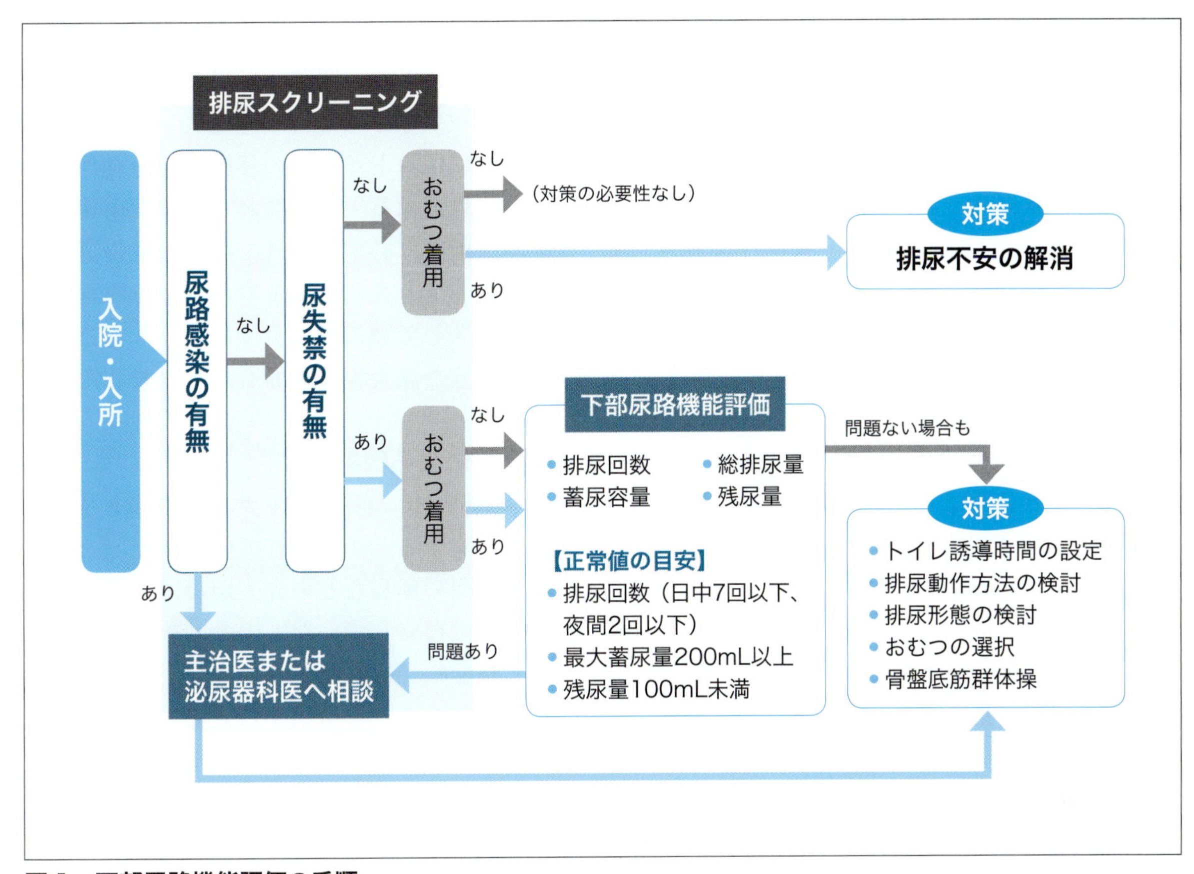

図1　下部尿路機能評価の手順

- **70歳代、女性**

脳出血後遺症後の左片麻痺にて回復期リハビリテーション病棟に入院となる。認知機能はMMSE（Mini Mental State Examination；ミニメンタルステート検査）で25点（正常は28点以上）。

ADLは車椅子を使用しており、セルフケアは全般的に一部介助を要する。FIM（Functional Independence Measure）得点（110点以上で理論上介護時間0分となる）は76点であった。排泄動作は、車椅子駆動や一連の排泄動作全般に介助を要した。FIMにおける排尿管理得点は、留置カテーテルを使用しており、交換は看護師による全面的な援助を必要としていたため1点であった。

①尿意切迫感と頻尿症状

本事例は、入院の翌日に留置カテーテル抜去となり、その直後から尿排出を認め、残尿量は20mL程度でした。しかし、尿意切迫感と頻尿症状を認めており、日中は1時間に1回以上、トイレに行く場面が確認されました。カテーテル抜去後から3日経過しても上記症状の改善を認めなかったため、下部尿路機能評価を実施しました。

②下部尿路機能評価

下部尿路機能評価の結果は、日中の排尿回数の平均は12回、夜間の排尿回数の平均は5回、尿排出後の残尿量20mL以下、蓄尿量60～90mLとなりました。また、尿意切迫感とわずかな尿失禁も伴っていました。さらに食事や作業療法の開始時と終了時に必ず「トイレに連れて行ってほしい」との訴えもありました。過活動膀胱が疑われ過活動膀胱症状質問票（OABSS）を行ったところ12点を示しました。これらを泌尿器科医に相談すると、過活動膀胱と診断され服薬開始となりました。

③ OTの介入

作業療法としては、車椅子の駆動や下衣の操作練習、尿失禁を認めた場合のパッド交換の練習など、自立に向けた排泄動作訓練を行っていました。さらに、蓄尿時間の延長のための介入を行いました。作業療法開始時に「トイレに行きたい」と訴えがあった場合は、残尿測定器で蓄尿量を確認し、蓄尿量が100mLに満たない場合は、5分程度がまんしてもらうことにしました。2週間後には尿意を感じてから15分程度がまんできるようになり、さらに蓄尿時間の延長に向けて、本人が集中しやすい計算課題や、やや難易度の高いパズルなどを行いました。また時折、採尿容器内の尿排出量をフィードバックし、視覚的にも尿排出量を確認してもらい、蓄尿量が増えていることを実感してもらうようにしました。その後さらに蓄尿時間が延長され、尿意を感じてから30分〜1時間程度がまんできるようになり、服薬の効果も加え、尿意切迫感や尿失禁がなくなりました。介入から1カ月後には、トイレへの移動や排泄動作も自立し、以前は蓄尿量に関わらず食事前後や作業療法前後に必ず聞かれていた尿意の訴えもなくなりました。1時間半から2時間程度リラックスして過ごせるようになり、本を読んだり家族と談笑する場面も見られました。

④介入による改善

本事例は、入院から1カ月時にはトイレ動作が自立すると予測されていました。しかし、蓄尿時間の延長などの介入がなければ、排泄の動作は自立していたものの、頻尿などの下部尿路症状が改善されなかったとも考えられます。このような事例から見ても、作業療法士が下部尿路機能に対する知識を身につけ、多職種の一員として介入することが必要ではないかと考えます。

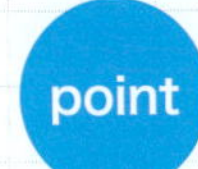

- **在宅医療では生活に密着した諸情報を得ることができ、個々の状態に合わせた排尿ケアが提供できる**
- **在宅におけるチーム医療では、ケアマネジャーとの連携が重要**

1 在宅という「生活の場」での診療

在宅医療は、外来、入院に次ぐ第三の医療と位置づけられ、近年急速に普及が進んでいます。人工呼吸器や輸液ポンプなどの医療機器の小型化、ITを利用した診療ツールの発達により高度な医療を在宅でも提供できるようになってきました。

在宅医療では日々の生活そのものを評価できます。排尿ケアにおいても患者のADLや排尿状態、介護状況だけでなく、トイレまでの距離や広さ、段差の有無など生活に密着した情報を得ることができます。また、医学的な側面だけでなく本人の人生観や家族の思い、社会参加など、ケアと切り離せない背景を考慮に入れた診療戦略を立てることも可能です。したがって在宅医療では、これらをもとに個々の状態に応じた、まさにオーダーメイドの排尿ケアが提供できるといえます。

2 在宅ケアチームによる介入

暮らしのなかで「排尿をする」ことを支えるために、医師や看護師だけでできることは限られています。トイレまでの移動手段や下着の交換、排泄物処理など生活すべてに目を行き届かせることができなければ在宅療養は継続できません。つまり在宅医療においては介護保険サービス等との多職種連携が必須であり、そのキーパーソンは介護支援専門員（ケアマネジャー）です。ケアマネジャーは、介護ベッドのレンタルやトイレの手すり・段差解消といった住宅改修、通所リハビリテーションの段取りや訪問看護プランの作成など多様なサービスの調整を行います。

ただし、ケアマネジャーとの連携はきわめて重要ですが、ケアマネジャーは介護福祉士や介護等業務従業など福祉職出身者が多く[1)]、医師や看護師との協働に慣れていないことも少なくありません。ですから、医療者側から積極的に情報提供し、連携を図ることが在宅での安定した排尿ケアへの近道です。さらに、サービス担当者会議などの多職種カンファレンスに参加し、在宅ケアチームとして生活全体支える体制を整えることも大切になります。

3 訪問看護師と行う排尿自立支援

訪問看護は主治医の指示に基づき、患者の病状観察や身体衛生、リハビリテーション、カテーテル管理などを在宅で行うサービスです。訪問看護の有効な利用が排尿ケアにおいても重要なカギとなります。

次に在宅で尿道留置カテーテルを抜去する場合を想定した、訪問看護ステーションとの連携について解説します。

①訪問看護の制度について

訪問看護は要介護認定者には原則介護保険が適用されます（介護保険優先の原則）。主治医の指示のもとケアプランに盛り込むことで訪問看護を利用できますが、要介護度ごとに上限が決められており、ほかの介護サービスとの合算での限度額があります。介護保険を利用していない場合や、厚生労働大臣の定める疾病等（**表1**）の場合、急性増悪など「特別訪問看護師指示書による特別訪問看護」に該当する場合には医療保険による給付となり

表 1　厚生労働大臣の定める疾病等

・末期の悪性腫瘍 ・多発性硬化症 ・重症筋無力症 ・スモン ・筋萎縮性側索硬化症 ・脊髄小脳変性症 ・ハンチントン病 ・進行性筋ジストロフィー症 ・パーキンソン病関連疾患 （進行性核上性麻痺、大脳皮質基底核変性症、パーキンソン病〔ホーエン・ヤールの重症度分類がステージⅢ以上であって生活機能障害度がⅡ度またはⅢ度のものに限る〕）	・多系統萎縮症 （線条体黒質変性症、オリーブ橋小脳萎縮症及びシャイ・ドレーガー症候群） ・プリオン病 ・亜急性硬化性全脳炎 ・ライソゾーム病 ・副腎白質ジストロフィー ・脊髄性筋萎縮症 ・球脊髄性筋萎縮症 ・慢性炎症性脱髄性多発神経炎 ・後天性免疫不全症候群 ・頸髄損傷 ・人工呼吸器を使用している状態

ます。その場合、回数制限や複数個所の訪問看護利用の条件なども細かく規定されており、医師がしっかりと制度を理解する必要があります[2)]。

②訪問看護ステーションの選択

訪問看護は、医療機関もしくは訪問看護ステーションから提供されるものです。カテーテル抜去を行う際には、休日・夜間を含めた頻回の導尿が必要となる可能性もあるため、事前に連携する訪問看護ステーションの緊急対応の可否などを確認する必要があります。地域においてどの訪問看護が適しているのかという選定にあたっては、ケアマネジャーや地域包括支援センター等から情報を収集するとよいでしょう。カテーテル抜去後のような不安定な状態に対しては、24 時間対応ができる訪問看護ステーションと連携することが望まれます。

③訪問看護師の入り方

カテーテル抜去直後に頻回の導尿が必要な場合は、神経因性膀胱等の急性増悪状態と考えられるため、特別訪問看護指示による医療保険を用いた訪問看護が利用できます。この場合には、指示日から 14 日以内に、患者宅に毎日、また複数回訪問することも可能になります。そうなれば、医療保険を利用することになるため介護保険の限度額を心配することなく訪問看護が提供できます。訪問看護師と連携するために大切なことは、導尿回数や基準、カテーテル再留置を含めた緊急の対応方法などをあらかじめ協議し、定期報告とフィードバックを繰り返すことでチームとしての技量向上を図ることです。

④抜去後のケアに関する指示、指導

排尿状態が安定した後も定期的な訪問看護による状態の把握を行うことが推奨されます。排尿状態の評価だけでなく、陰部の衛生保持や服薬管理、自己導尿の手技確認・再指導など継続した排尿ケアが提供できるためです。また、訪問看護ステーションには PT や OT などのリハビリテーションスタッフが在籍していることも多く、安全にトイレへ行くためのリハビリテーションや家族への指導を行うことも可能です。

文献

1）第 19 回介護支援専門員実務研修受講試験の実施状況について，厚生労働省
http://www.mhlw.go.jp/stf/seisakunitsuite/bunya/0000145560.html
2）永井康徳：たんぽぽ先生の在宅報酬算定マニュアル 第 4 版．p164-175，日経 BP 社，2016．

point
- 排尿日誌で排尿パターンを知ることが重要
- 行動療法の１つ

1 膀胱訓練とは

膀胱訓練は、尿をがまんさせることにより、蓄尿症状を改善させる方法です。広義の膀胱訓練として、定時排尿、習慣排尿法、排尿促進法を合わせて「計画療法」と言います。膀胱訓練は通常、過活動膀胱あるいは切迫性尿失禁に対して行われ、無治療に対する優越性や、抗コリン薬とほぼ同等の効果が報告されています。副作用の報告はなく、安全性は高いとされています。

EBMに基づく尿失禁診療ガイドライン[1)]においては「切迫性尿失禁、腹圧性尿失禁、混合性尿失禁（切迫性＋腹圧性）に有効である」とされています。

2 膀胱訓練のポイント

①排尿日誌で排尿パターンをつかむ

膀胱訓練にあたっては、排尿日誌（p.12～13）を用いて患者の１日の排尿パターンを正確に把握することが大切です。

排尿日誌からは、１日の排尿時間、尿失禁の有無、１回排尿量、水分摂取時間、水分摂取量などの情報を得ることができます。これらの情報を最低24時間、可能であれば72時間、記録します。記録することで排尿間隔や尿意を感じる尿量、水分摂取後に尿意を感じさせる尿量、尿失禁量などが把握できます。

また、尿量の記録だけでなく、どういった時に尿失禁が起こるかなどを記録すると、尿失禁のパターンも把握できます。これらを元に環境調整や動作指導に繋げることで、尿失禁を予防することも可能になります。

②排尿が１日のどの時間帯に多いかを把握する

排尿が１日のどの時間に多いかを把握できれば、排尿と活動時間が重ならないように調整することや、トイレ誘導の時間の設定がしやすくなります。

③排尿間隔を少しずつ長くする

尿意を感じてもすぐに排尿せずに一時的に排尿をがまんして膀胱容量を増やす訓練があります。がまんする時間を５分、10分と徐々に伸ばしていきます。

始めは尿失禁による衣類の汚染を防ぐために、便座に座った姿勢で排尿をがまんするか、尿器などの排尿用具を使用することが望ましいとされています。リハビリパンツや布パンツは尿取りパッドを装着して行うようにします。また着脱が容易な衣類を選びましょう。また、男性の場合はペニスクレンメや指などで尿道を圧迫してがまんすることもできます。

患者に排尿をがまんする方法を指導する際は「肛門を閉めるように」といったアドバイスが有効です。

訓練に対する理解や強い意志が必要であり、認知症などの認知機能障害がある患者にはうまくいかない場合があります。その場合は、排尿を気にしない環境づくりとして、個別リハビリテーション、集団リハビリテーション、余暇活動（**図１**）を行うことで排尿間隔を長くできるケースは多くあります。

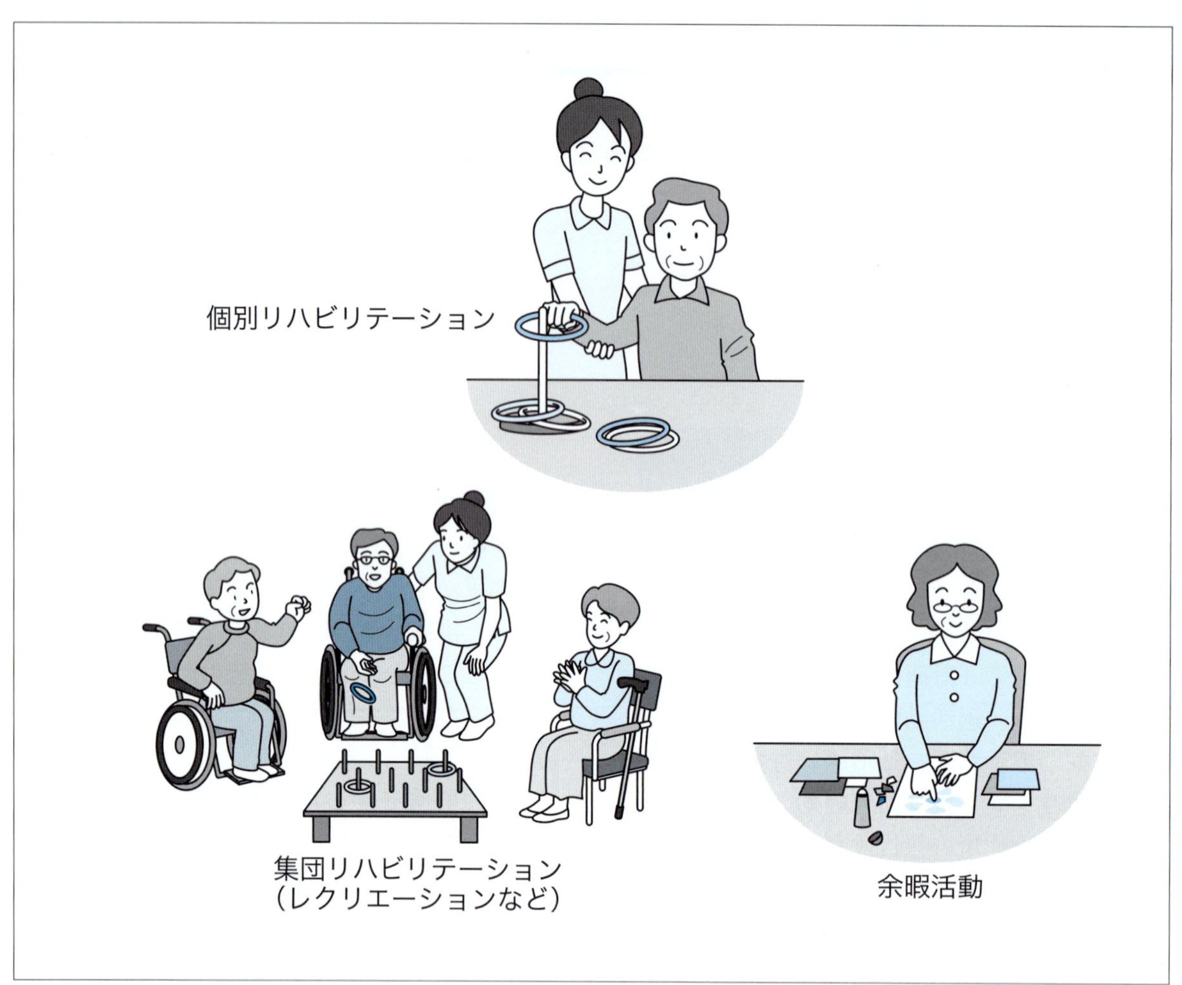

図１　各種リハビリテーション

コラム　尿量・尿失禁量の計測

尿器やポータブルトイレではなく、水洗トイレで尿量を計測する場合は、洋式トイレ用の採尿容器ユーリパン（**図1**）を用いましょう。また、尿失禁量は、尿失禁後のおむつや尿パッドの重さから尿失禁前の重さを差し引くことで求められます。

認知症がある、または尿意があいまいな患者の場合は、排尿を誘導する時間を定めておきましょう。残尿測定器（ポータブル型超音波機器）として、ブラッダースキャンもしくはリリアム®α -200（**図2**）を用いると膀胱内に溜まった尿量を計測することができるので誘導時間の目安になります。排尿パターンがおおむね把握できれば、排尿が予測される時間の30分程度前から排尿を誘導しましょう。

図1　採尿容器 ユーリパン

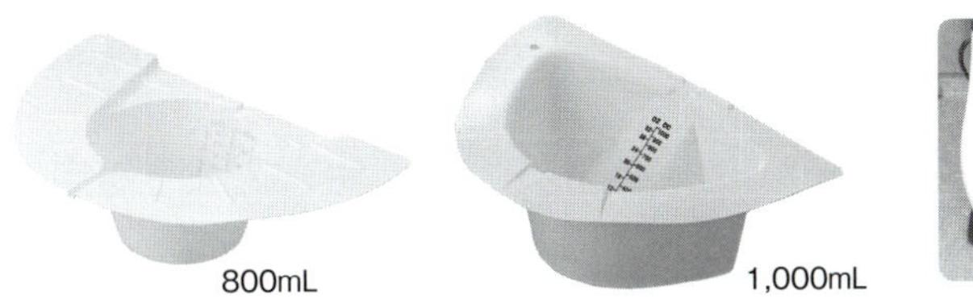

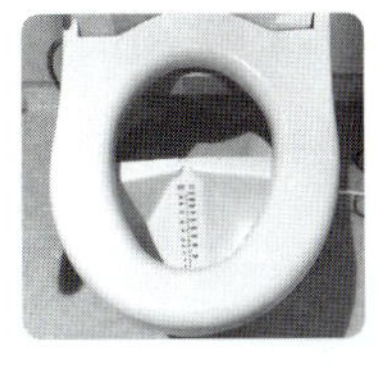

写真提供：アズワン株式会社

図2　残尿測定器（ポータブル型超音波機器）

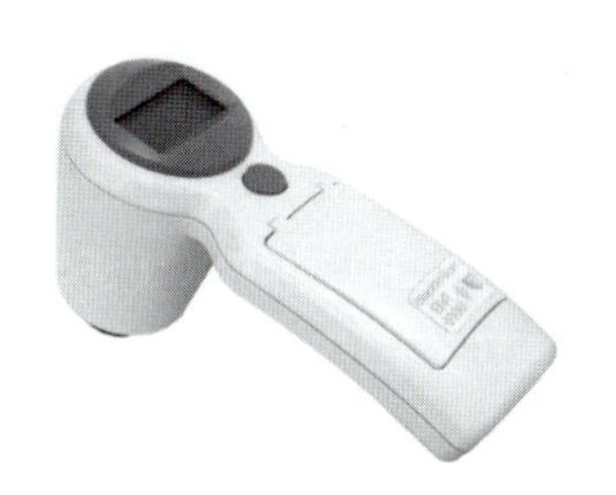

膀胱用超音波画像診断装置
ブラッダースキャンシステム
BVI6100

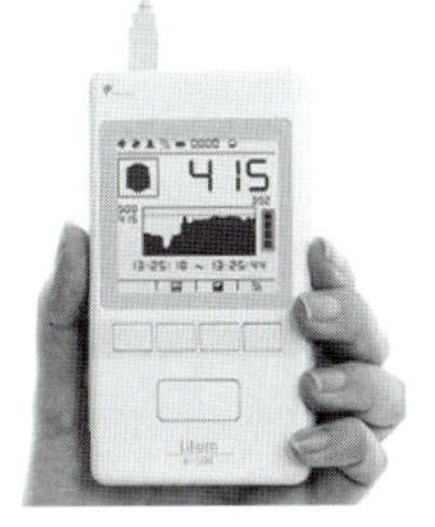

膀胱用超音波画像診断装置
リリアム®α -200

写真提供：シスメックス株式会社（左）、株式会社リリアム大塚（右）

文献

1) 泌尿器科領域の治療標準化に関する研究班：EBM に基づく尿失禁診療ガイドライン．じほう，2004.
2) 日本排尿機能学会過活動膀胱診療ガイドライン作成委員会：過活動膀胱診療ガイドライン［第2版］．pp127-128，リッチヒルメディカル，2015.
3) 曽根淳史：膀胱訓練と排尿誘導―排泄リハビリテーション―理論と臨床．pp319-320，中山書店，2009.
4) 金城利雄：排尿障害患者の看護―特集／排尿障害・尿失禁リハビリテーションマニュアル．MB Med Reha, 14，pp63-70，全日本病院，2002.
5) 今西里佳：排尿支援のための下部尿路症状評価法―OT として実施すべきこと―．作業療法ジャーナル, 46(5), pp445-449，三輪書店，2012.
6) 上村智彦，小澤恵美，他：蓄尿障害に対するアプローチ―急性期病院にて―．作業療法ジャーナル，46（5），pp450-455，三輪書店，2012.
7) 武田宜子，下村晃子，他：系統看護学講座別巻 リハビリテーション看護：第4章 中枢神経系の障害のリハビリテーション看護．pp159-161，医学書院，2011.

第6節 排尿ケア用品
（1）排尿ケア用品の選択と活用事例

- **患者の状態に合わせて適切な用品を選ぶ**
- **どのような用途の、どんな商品があるのかをあらかじめ理解する**

下部尿路機能評価のもと、排尿障害を有している場合は、適切な排泄ケア用品の選択が必要です。選択のポイントは、残尿の有無が関わってきます。ここでは、残尿がある場合とない場合、また排泄ケア用品の選択事例を紹介し、解説します。

1 残尿がある場合

残尿量が100mL以上ある場合は、残尿を除去することが尿路機能の保護に繋がります。方法としては、間欠導尿や尿道カテーテル留置、または膀胱瘻があります。ここでは間欠導尿やカテーテル留置に使う排泄ケア用品を紹介します。

①使い捨てタイプ

・サフィード ネラトンカテーテル（テルモ）

親水性コーティングがないため、導尿時に潤滑剤を使用する必要がある。

・スピーディカテ（コロプラスト）（**写真1**）

親水性コーティングがあるため、パッケージから出してすぐに導尿できる。また、パッケージに両手が空けられるように工夫があり、壁に一時的に貼ったり、フックに掛けることができる。

・スピーディカテ コンパクト女性専用（コロプラスト）（**写真2**）

手のひらサイズで持ち運びしやすく、キャップを開けてすぐに導尿できる。

②再使用タイプ

・セフティカテ（クリエイトメディック）

カテーテルを入れる外筒があり折り曲げて持ち運びしやすい。外筒内に潤滑を兼ねた消毒液を入れておくことができる。

・ピュールキャス 女性専用（クリエイトメディック）

外筒がピンクの容器になっており、壁などのフックに掛けて使える。外筒内に潤滑を兼ねた消毒液を入れておくことができる。

・間欠式バルーンカテーテル（ディヴインターナショナル）（**写真3**）

導尿にも使え、留置もできる。旅行や病気などで一時的に導尿ができない時でも自身でカテーテル留置にできる。またいつでも抜去し、導尿に変えることもできる。

・セルフカテ・ファイコン自己導尿カテーテル 女性用（ディヴインターナショナル）（**写真4**）

壁などのフックに掛けて使える。外筒内に潤滑を兼ねた消毒液を入れておくことができる。

2 残尿がない場合

残尿はないものの排尿障害がある場合は、その症状に適したものを選択します。

①紙おむつ・尿取りパッド類

尿の吸収量を確認しましょう。メーカーによって異なりますが、吸収量を回数で表示し、

写真1　スピーディカテ

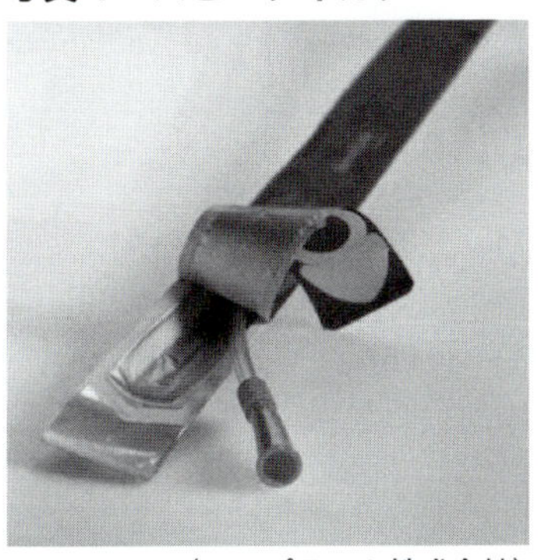

（コロプラスト株式会社）

写真2　スピーディカテ コンパクト女性専用

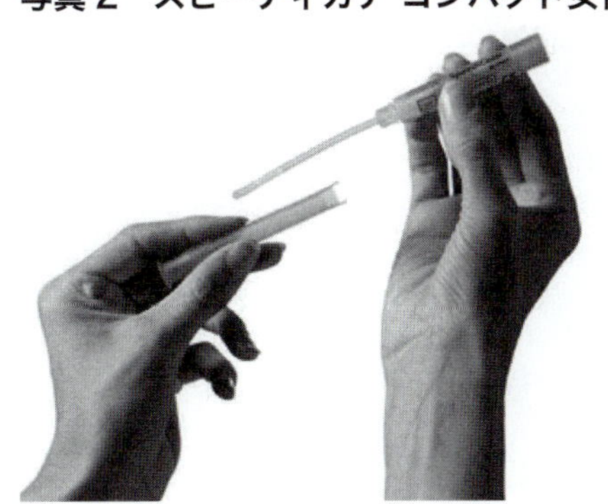

（コロプラスト株式会社）

写真3　間欠式バルーンカテーテル

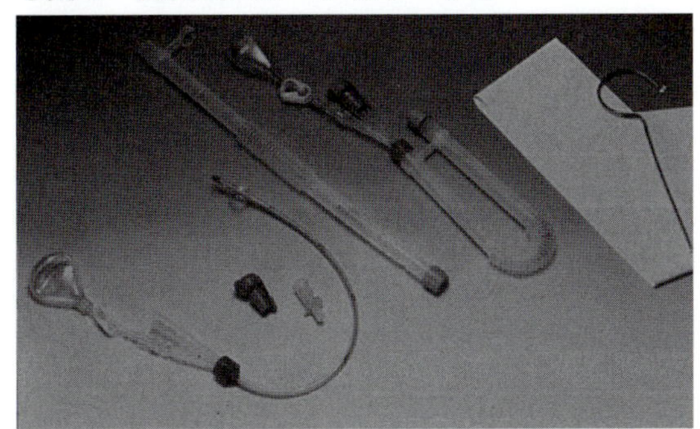

（株式会社ディヴインターナショナル）

写真4　自己導尿用セルフカテーテル

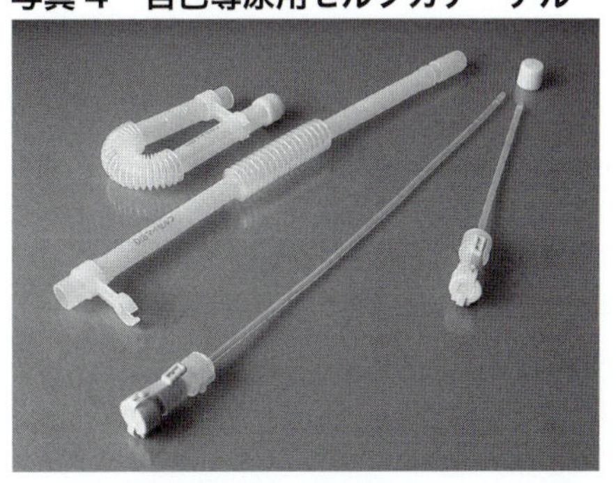

（株式会社ディヴインターナショナル）

写真5　テープ式紙おむつ（4～8回分）

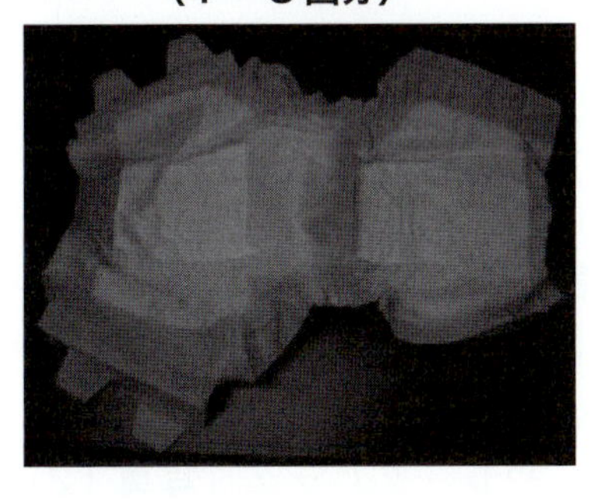

写真6　夜一枚安心パッド（6回分）

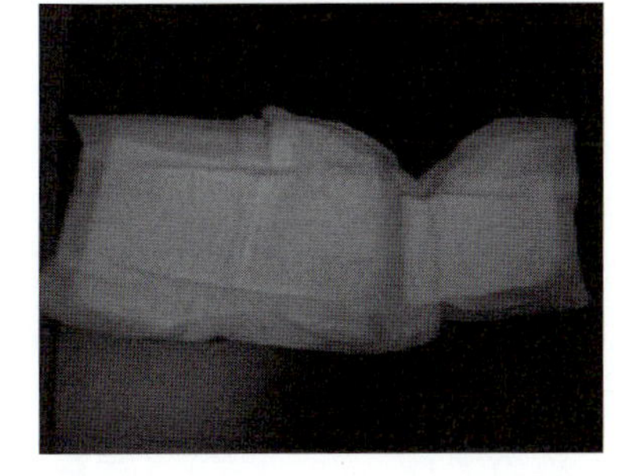

写真7　尿取りパッド（2回分）

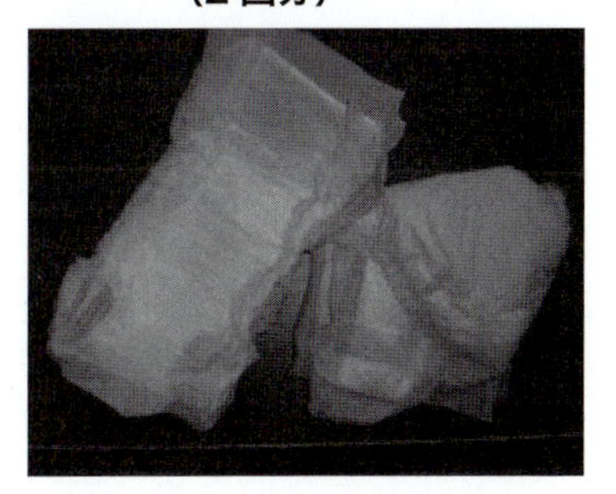

1回の吸収量を120～150mLとして計算している場合が多いです。ただし、この120～150mLは尿失禁量として考えられた量なので、1回排尿量ではないことを認識することが必要です。

・テープ式紙おむつ（**写真5**）

1枚で約1日分の尿量を吸収できます。長時間交換できない状況に適しています。装着や交換は介護者が行います。鼠径部に当たる部分の立体ギャザーをしっかりと股に沿わせて大腿周囲に隙間がないように装着しなければ、横漏れする場合があります。

サイズはS・M・L・LLです。腹部に当たる部分に縦のラインが3つあり、外側から3・2・1と表示されています。テープを止めた時に左右のテープの位置が2の位置に固定できるものが最も患者に合ったサイズです。1の位置にくる場合はワンサイズ小さいものを、3にくる場合はワンサイズ大きいものを選択しましょう。

・吸収パッド（尿取りパッド）（**写真6、7**）

1回の尿失禁量によって種類を選択しま

写真８　ソ・フィットガード

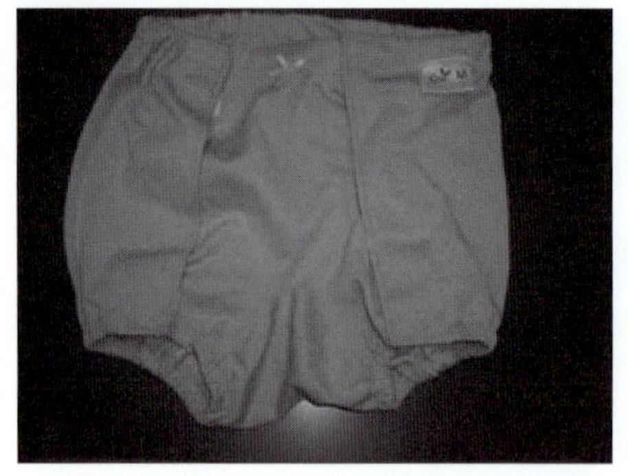

（ニシキ株式会社）

写真９　パンツタイプ

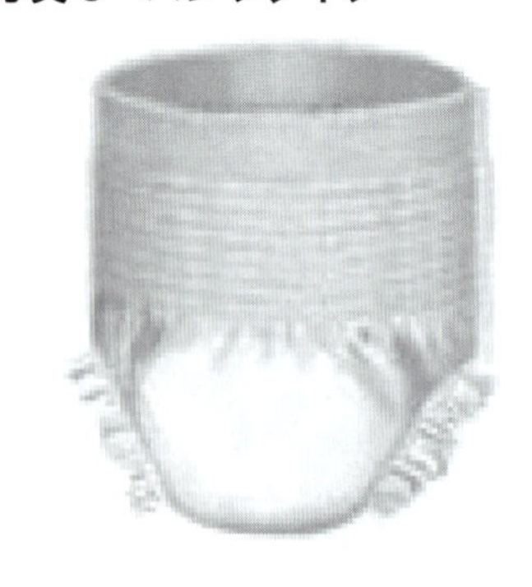

写真10　コンドーム式収尿器

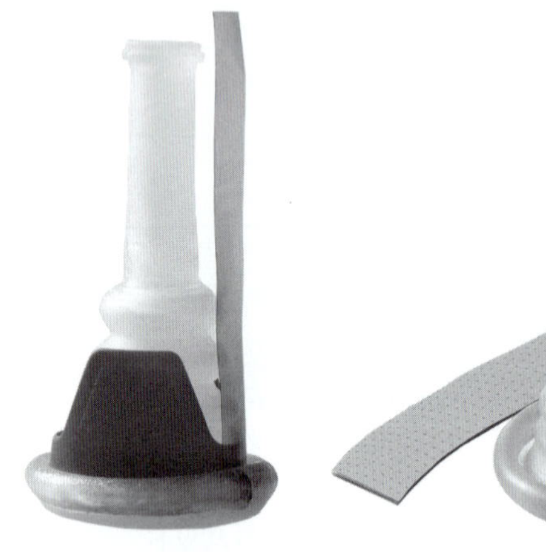

（コロプラスト株式会社）

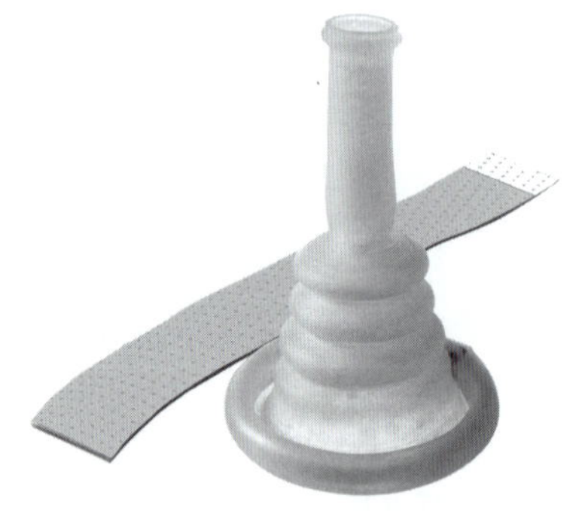

（コロプラスト株式会社）

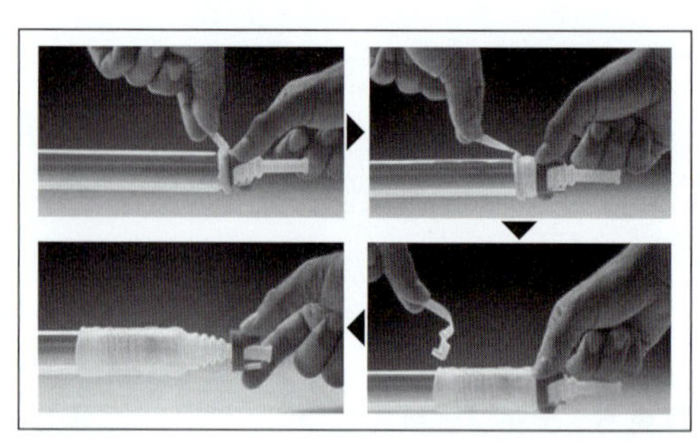

収尿器の装着方法

しょう。吸収量はさまざまで、少ないものは15mL吸収から、１枚でテープ式おむつと同じくらい吸収するものまであります。固定はできないため、固定のためのアウターが必要です。

②アウタータイプ

・ソ・フィットガード（ニシキ）（**写真８**）

ソ・フィットガードは、おむつカバーの進化型です。素材は布性で通気性とフィット感が優れており体動を妨げません。防水加工されており洗濯機で洗えるので何度も使用できます。

③はくタイプ（パンツタイプ）（写真９）

通常の下着と同じように着脱ができ、かつ尿を吸収できるようになっています。

④男性用収尿器

男性の場合は陰茎にコンドーム式収尿器（**写真10**）を装着し、ウロポケット（ウロバッグ）（**写真11**）やレッグバッグ（**写真12**）で尿をキャッチします。おむつのように腹部から陰部にかけてごわごわした感じがないので、体動を妨げずリハビリなど行う際にも適しています。

⑤ペニスクランプ（写真13）

男性器をクランプ（締めて固定）し、膀胱に尿がたまったらトイレに行きペニスクランプを外して排尿します。男性器にあたる部分は軟らかい素材で痛みはなく、マジックテープで固定できます。また、ボディイメージが変わらず、半永久的に使用できます。

写真 11　ウロポケット

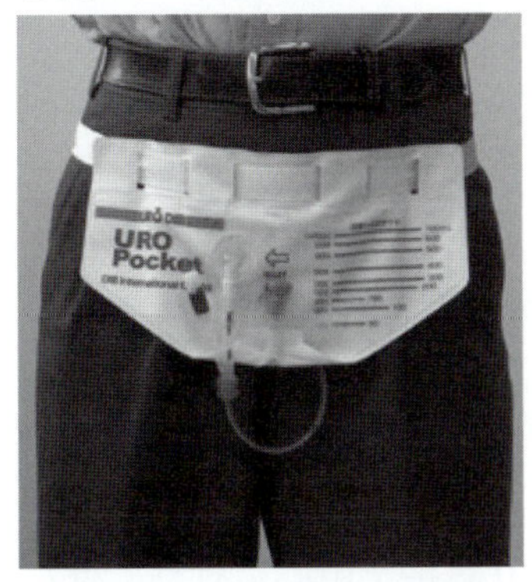

レッグバッグと同じく蓄尿できます。腰回りに固定します。

写真 12　レッグバッグ

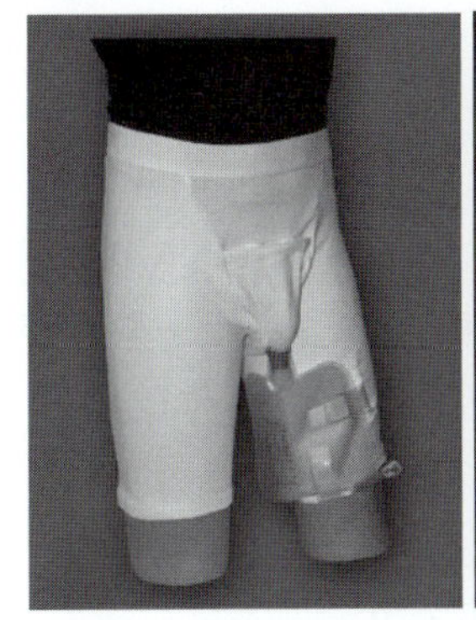

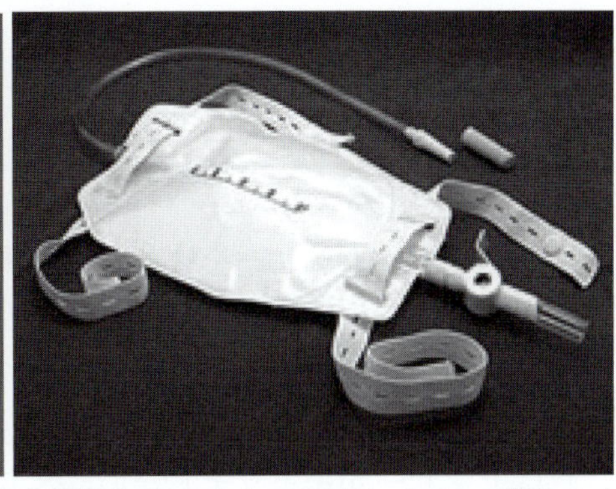

大腿や下腿の位置に長さを調節したベルトで固定します。ボディイメージも変わりにくく、たまった尿は定期的にトイレで破棄すればよいので、おむつやパッドのように替えを持ち歩く必要もありません。

写真 13　ペニスクランプ

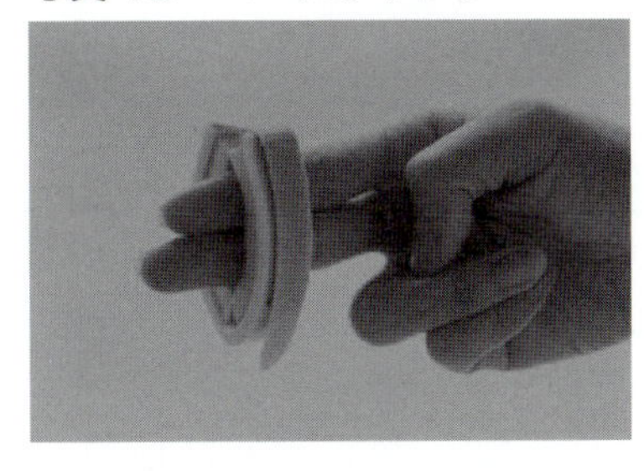

写真 14　自動収尿器

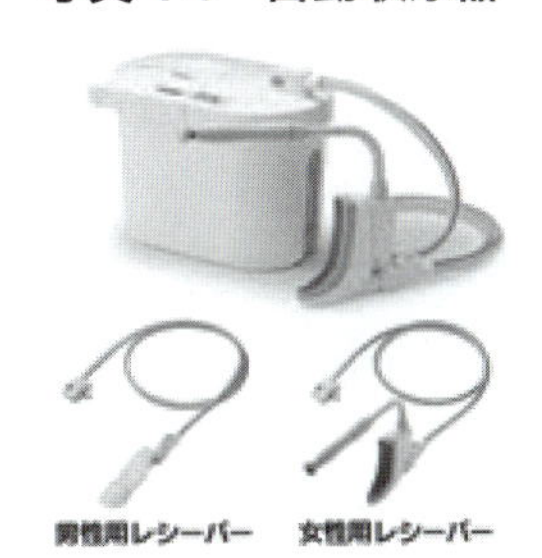

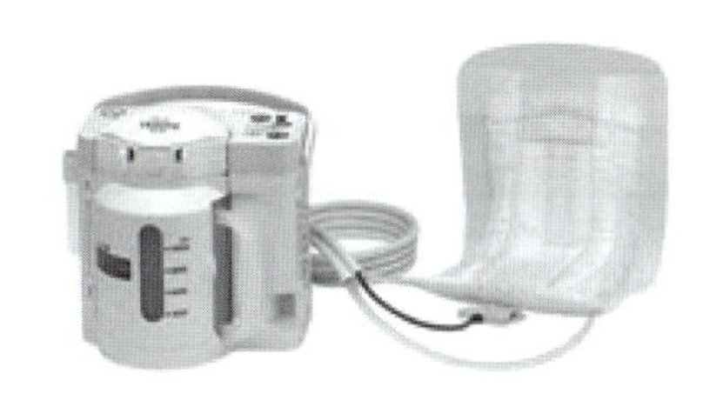

写真 15　収尿パンツ

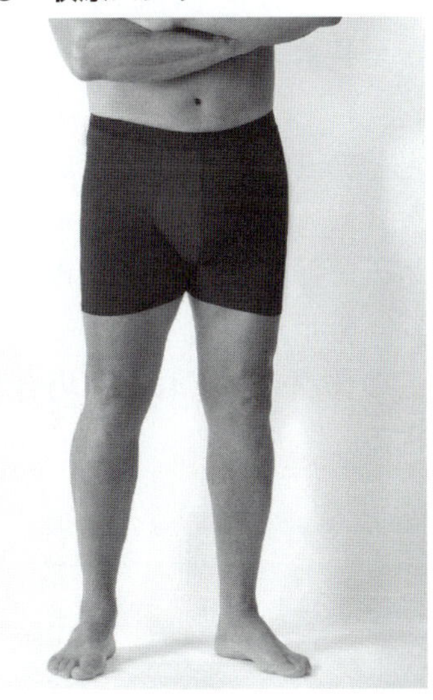

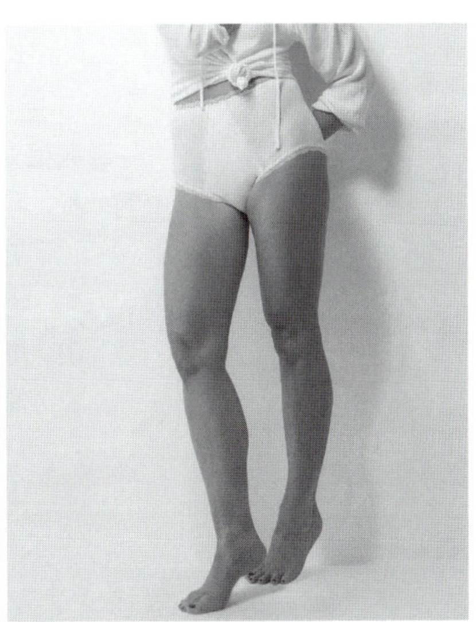

⑥自動収尿器

自動収尿器としてスカットクリーン（パラマウントベッド）（**写真 14**、左）とヒューマニー（ユニ・チャーム）（**写真 14**、右）を紹介します。

・スカットクリーン

寝たきり、または座位姿勢での排尿に使用できます。レシーバーの中にセンサーがついており、尿が入ってきたら吸引するので取りこぼしがありません。ただ、尿意がなく寝たきりの場合に固定できますが、体動があるとレシーバーがずれてしまい汚染の可能性があります。

・ヒューマニー

紙パッドにセンサーを装着させ排尿があると紙パッドの中に入ってきた尿を吸引します。多少の体動によるずれでは漏れませんが、最初の装着をきちんとしておかなければセンサーがキャッチしないこともあります。

⑦収尿パンツ（写真15）

布製の下着ですが、多少であれば尿漏れを吸収します。デザイン性の高い商品も多いです。

3 事例紹介

- **70歳代、男性**
- **既往歴：脳梗塞で左半身不全麻痺**

カテーテル抜去後の自尿は100mLで、リリアム®α-200による測定では250mLの残尿がある。時々軽尿失禁もある。考えられる排尿障害は、神経因性膀胱、溢流性尿失禁、機能性尿失禁、切迫性尿失禁である。

[ADL]
移動・移乗：自立
トイレ動作：自立
パッド交換：自立
尿意：あり
残尿感：あり
認知症：なし

[排尿方法として考えられること]

・間欠自己導尿
・軽尿失禁用パッド
・リハビリテーションによる動作強化

①第1選択
→残尿があるため、間欠自己導尿
可能性：本人の意欲、家族の支援があれば可能
選　択：スピーディカテ（コロプラスト）
理　由：左半身麻痺ため、排尿の準備などをできる限り右手を中心に行う。壁などにパッケージを張りつけてそのまま使えるので使用後に洗う手間がない。

②第2選択
→軽尿失禁に対して男性用パッド
選　択：ライフリー男性用さわやか薄型（ユニ・チャーム）
：ポイズライナー　アタッチガード男性用（日本製紙クレシア）
：リフレ Mr. DRY 男性セルフケアパッド（リブドゥコーポレーション）
：スマートガード 男性用軽い尿漏れパッド（花王）
理　由：男性器を包み込まないタイプのため右手で装着できる。

③第3選択
→導尿に対し家族の支援が望めない場合
選　択：間欠式バルーンカテーテル（スピーディカテとの併用）（ディヴインターナショナル）
理　由：患者の体調がすぐれない場合などに備える。

point

- **紙おむつの使用にはアセスメントが不可欠で、状態に合わせたおむつ選びが大切**
- **安易におむつの使用を選択するのではなく、「おむつ使用の三大原則」に即した使用を心がける**
- **アウターとインナーの種類を把握し、適した組み合わせで使用する**

排泄行動は、さまざまな感覚、意識、動作が複雑に絡み合い成立しています。自立をめざすケアは、残存能力を最大限に活用していくため、部分的に補助する用具が欠かせません。ここではその用具のなかでも、最も簡単に手に取ることができる紙おむつの選び方について解説します。

1 自立に向けた段階的な紙おむつの選択

トイレでの排泄が困難になった場合でも、テープ止めタイプの紙おむつが適応である場合はまれであり、それは最終ステージの選択肢であるべきです。自立排泄の支援は、患者のできる動作をいかし、できない動作だけをサポートすることであり、紙おむつなどの用具も、排泄障害の進行に合わせた段階的な選択が重要です。

また、紙おむつの形状や機能は、トイレでの排泄、見守り、トイレ誘導、ポータブルトイレの使用など排泄ケアのパターンに合ったものを選択しましょう。つまり、どのくらいの頻度で排尿があり、そのうちどのくらいの量をトイレに排尿し、どのくらいパッドが吸収する必要があるのか、誰がどこで濡れたパッドを交換するのかをアセスメントし、必要な機能や吸収量、形状を見きわめることが求められます。さらに、紙おむつを使うのであれば、それによって排泄動作が現状よりも高まるのか、ということを繰り返しアセスメントしてください。安易に紙おむつを選択するのではなく、また強引に紙おむつをはずすのでもなく、生活機能の維持・回復のために紙おむつを選択するということをめざしましょう。

2 紙おむつの役割

紙おむつは、排尿を吸収し、漏れを防ぐ機能があります。しかしその役割はトイレの代替であるとは言いきれません。紙おむつの「排尿を吸収し、漏れを防ぐ機能」を安易にトイレの代替機能として使用すると自立排泄の可能性を否定し、ADLや社会参加を制限させるリスクがあります。

一方で、この「排尿を吸収し、漏れを防ぐ機能」を適切に使用できれば、トイレでの自立排泄を支援し、自立への道を切り開くカギとなります。適切な使用とは、日本コンチネンス協会が提唱する「おむつ使用の三大原則」（**表1**）が参考になり、これに即した場合のみに使用を留めるべきだと考えます。

「トイレに行けないから、この紙おむつに排尿してもらう」という使い方は、決して良い効果を生みません。紙おむつを使用する前に患者のADLと排尿状態をしっかりとアセスメントし、**表1**の原則に沿っているのか確認しましょう。

表１　おむつ使用の三大原則

①患者の生活範囲を広げ、QOLを高めるために必要だと判断できる場合 ②治療が不可能な尿失禁状態で、環境を整えても衛生的に問題となった場合 ③自立排泄を可能にするまでのステップとして一時的に使用する場合

日本コンチネンス協会より提唱

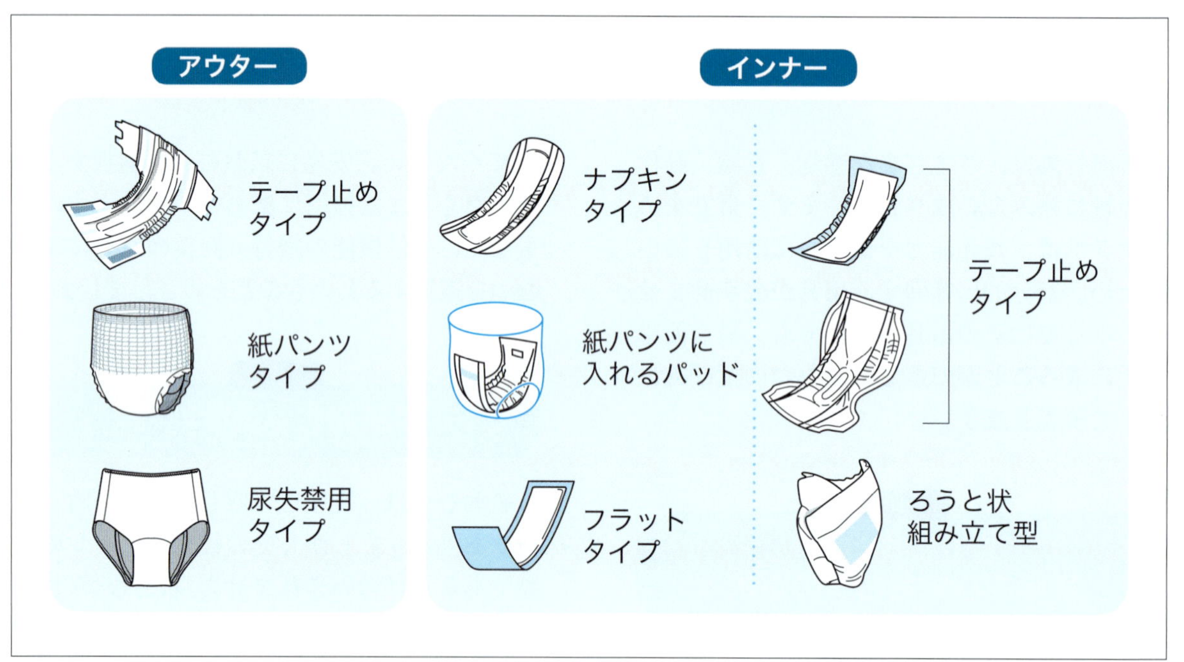

図１　アウターとインナーの種類

3 アウターとインナー

紙おむつはアウターとインナーを組み合わせて使います(**図１**)。アウターは外側を覆い、インナーを固定します。インナーはパッドのことで、排尿を漏らさず吸収し閉じ込めます。このようにアウターとインナーでは役割が大きく異なるため選ぶ視点もそれぞれです。

このアウターとインナーを組み合わせて使うツーピース方式と呼ばれる方法は、日本で進化した大人用紙おむつの機能の評価方法として2013年に国際標準化機構（ISO）より提案され、2017年に国際規格として認められました[1)]。これにより、このツーピース方式が国際的に広く普及していくと思われます。

4 アウターの選び方（表２）

アウターの役割はインナーを固定しずらさないことです。また、パッドで吸収しきれなかった尿を補完して吸収するという役割もあります。アウターは面積の大きな吸収体で、下半身を広く覆います。ADLに合った形状のアウターを選択し、可動域や活動範囲を狭めることのないものを選択しましょう。

①テープ止めタイプ

テープ止めタイプは、仰臥位のからだに当てやすい形状です。そのため、ベッド上に仰臥位で過ごす状態や、安静を優先される状態に向いている形状です。また、大きな吸収体

表2　アウターの選び方

- **患者のADL**
  歩ける、立てる、座れる場合：パンツタイプ
  寝て過ごすことが多い場合：テープ止めタイプ
- **排泄する場所**
  トイレやポータブルトイレに移動できる場合：パンツタイプ
  ベッドから移動が困難な場合：テープ止めタイプ
- **患者の希望**

で下半身を広く覆うため、パッドからの漏れを補完して吸収し寝衣やシーツなどへの漏れを防ぐなど、安心感が高いタイプです。テープ止めタイプのなかには、テープの部分が伸縮し起坐位でも腹部が苦しくならないものや、吸収量が少なく薄型で通気性が高いものなどもあるので、少しでも快適に過ごせるものを選択するとよいでしょう。

②紙パンツタイプ

紙パンツタイプは、伸縮性があり装着しても姿勢や動作を妨げることがありませんし、患者自身で上げ下げも行いやすいです。最近では、人間工学に基づいた軽い力で広げられて足が通しやすい紙パンツや、臀部に引っかかることなく引き上げられる機能を持つ紙パンツなども開発され、着脱性能が向上しています。また、吸収量や形状、素材など種類も豊富で、動きやすさや脱ぎやすさだけでなく、快適性や嗜好も考慮して選択するとよいでしょう。

そして、紙パンツタイプを使用する何よりも大きな意味は「自立排泄を諦めない、トイレに行くことを諦めない」というメッセージを感じてもらうことです。「トイレで着脱しやすい形状の紙パンツタイプを使用している私は、トイレに行くことを諦めていないのだ」と自覚してもらうことに大きな意味があります。紙パンツを履くことで前向きな気持ちになって自己効力感が高まるという効果もあるでしょう。

5　インナーの選び方（表3）

インナーの役割は尿を吸収しもらさないことです。インナーはテープ止めタイプ専用のパッドと、紙パンツ専用のパッド、下着に貼りつけるナプキン形状のパッドなどさまざまなタイプがあります。パッドは吸収量と形状で選択します。

①吸収量とは

吸収量とは、そのパッドが尿を吸収できる量のことです。次のパッド交換時間までに予測される排尿量よりも吸収量の多いパッドを

コラム　感染予防対策

おむつ交換は、必ず使い捨て手袋を着用して行うことが基本です。

一度のケアごとに取り替えましょう。また、手袋を外した際には、手洗いと手指消毒を実施しましょう。個々の患者の排尿パターンに対応した個別ケアを行うように心がけましょう。

（平成25年 高齢者介護施設における感染対策マニュアルより一部抜粋）

表 3　インナーの選び方

- **アウターと適合した組み合わせで選ぶ**
  アウターからはみ出さず、ギャザーに収まるパッドを選択しましょう。
- **尿量で選ぶ**
- **使用する状況で選ぶ**
  長時間用、昼用、夜用など。交換の間隔が長時間になる場合は、吸収量の多いパッドを選択します。さらに通気性のよいパッドであれば、肌に優しく使用できます。
- **排尿姿勢で選ぶ**
  座った姿勢でパッド内に排尿することがある場合は、尿が前後にまわるため、ひょうたん型の尿取りパッドが便利です。

選択することが基本です。しかし、漏れを気にしすぎて予測される排尿量をはるかに上回る吸収量のパッドを使えばいいというわけではありません。吸収量が多いほどパッドは大きくなり、パッドに覆われる違和感や不快感は増大します。パッドの吸収量は予測される排尿量に1回分の排尿量を加えた量程度が適切だと考えられます。

②形状とは

パッドの形状の選択は、患者がどのような姿勢で排尿するかによって決まります。テープ止めタイプのアウターを使っている患者は仰臥位で排尿することが多いため、尿が臀部側に流れることがあります。そのため、テープ止めタイプ専用のパッドは臀部に当たる部分が大きくなった形状がほとんどです。紙パンツタイプのアウターを使っている患者は立位や座位で排尿することが多いため、紙パンツタイプ専用のパッドは、紙パンツと一体化しはみ出さないような幅になっています。また片手で操作できるような二つ折りタイプや前後対称タイプなどもあります。先述したように紙パンツタイプのアウターを使用する患者には、とりわけ自立排泄を諦めないことを自覚してもらう必要があり、操作性を考慮した、自分で交換できるパッドを選択することが重要です。

③進化する機能

夜用パッドは、就寝中の排尿をすべて吸収できるのでおむつ交換を行わず、睡眠を妨げることがありません。また、肌にやさしい柔らかい素材でできているパッド、パッドの表面に尿を逆戻りさせないパッド、褥瘡の原因の1つであるずれ力を低減したパッドなどさまざまな機能を持つパッドが生まれ、日々進化しています。常に新しいパッドがないかアンテナを張ることで、今の悩みを解決するパッドに巡り会えるかもしれません。

文献

1)「大人用紙おむつの評価に関する国際規格が発行されました～日本式の排泄介護の考え方を世界に発信～（2017年7月6日公表），経済産業省ニュースリリース
http://www.meti.go.jp/press/2017/07/20170706003/20170706003.html

コラム　尿の横漏れの原因と対策

尿の横漏れの原因に最も多いものは、おむつのずれやよれです（**図1**）。尿の横漏れの対策としては、次の３つがポイントになります。

①外側になるおむつは、本人のサイズにぴったり合ったものを使用する
②尿量と吸収量の合ったおむつを使用する
③適切な使用方法、当て方をする
- **おむつのギャザー機能を活用する（図２）**
- **重ねあてをしない！**

図１　尿の横漏れの原因

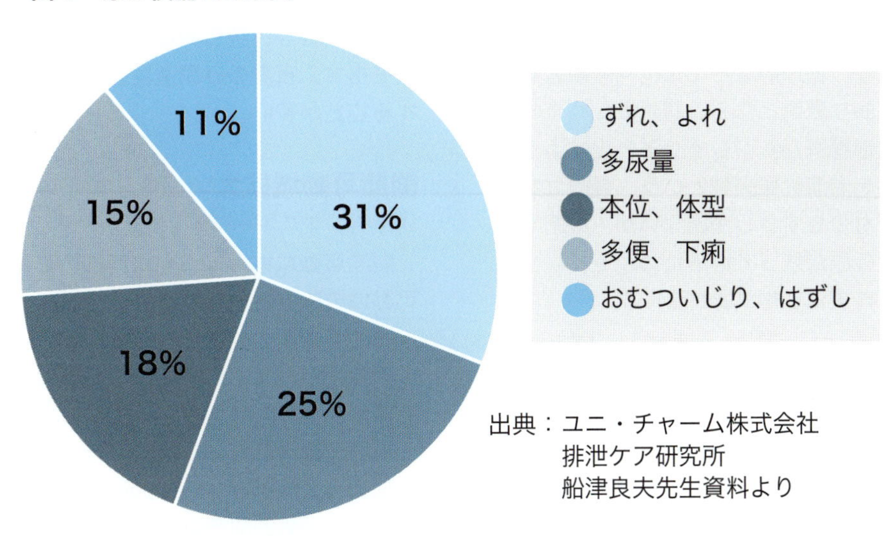

出典：ユニ・チャーム株式会社
排泄ケア研究所
船津良夫先生資料より

図２　おむつの正しい当て方のポイント

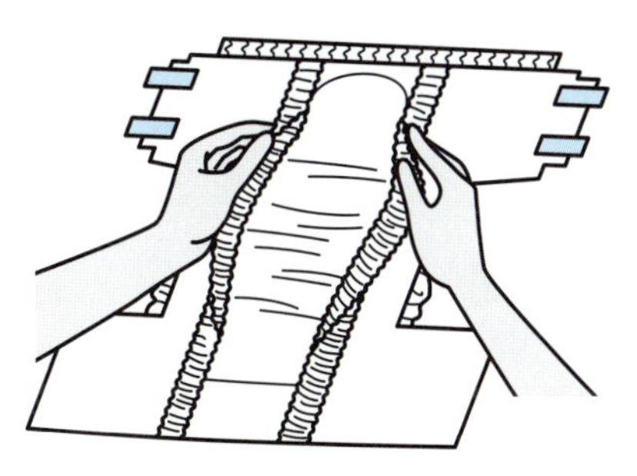

ギャザーを立てて、尿取りパッドを立体ギャザーの内側に収まるように入れる

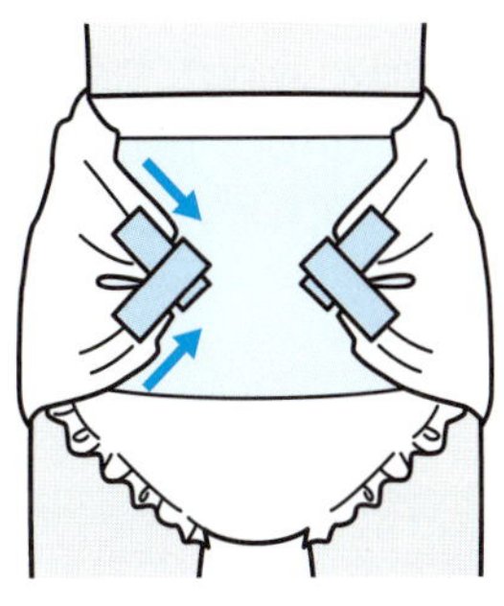

テープはクロス止めにする

付録

用語解説

あ行

萎縮膀胱
（いしゅくぼうこう）

膀胱の慢性炎症や虚血によって膀胱壁が硬くなり、膀胱容量が小さくなったものを言う。膀胱がんに対するBCG膀胱内注入療法や放射線治療などが原因となる。

溢流性尿失禁
（いつりゅうせいにょうしっきん）

前立腺肥大症や子宮筋腫によって膀胱出口部が閉塞したり、糖尿病などで末梢神経障害が生じると慢性的な尿閉となる。膀胱にためきれなくなった尿が膀胱から少しずつ溢れ出すように漏れる状態を溢流性尿失禁という。頻回にトイレに行っても少しずつしか出ないが、尿閉や膀胱内に多量の尿が残っているため、それ以上に尿がためられず少しずつ尿が漏れる。

運動機能訓練
（うんどうきのうくんれん）

その人らしく生活するために必要な身体能力や生活能力、趣味、社会参加を獲得するために必要な機能訓練。機能訓練の内容は、筋力増強訓練やストレッチなどの運動プログラムだけでなく、食事やトイレ動作などの日常生活活動（ADL：Activities of Daily Living）や家事、買いものなどの手段的ADL（IADL：Instrumental ADL）、手芸やカラオケ、囲碁などの趣味活動なども対象となる。

か行

下部尿路機能障害
（かぶにょうろきのうしょうがい）

尿の通り道を尿路と呼び、腎臓から尿管までが上部尿路、膀胱から尿道までが下部尿路に分類される。下部尿路は尿をためる（＝蓄尿）、尿を排出する（＝排尿）という運動を協調的に行うが、これらの運動機能が障害されることを下部尿路機能障害と呼ぶ。具体的には、蓄尿障害（昼間頻尿、夜間頻尿、尿意切迫感、尿失禁、膀胱知覚異常）、排尿障害（尿勢低下、尿線分割・尿線散乱、尿線途絶、排尿遅延、腹圧排尿、終末滴下）、排尿後症状（排尿後尿滴下、残尿感）のうち1つ以上の症状があることを指す。

間欠導尿
（かんけつどうにょう）

医師の指示に従い、導尿を適宜行うことを指す。自ら行う導尿のことを間欠自己導尿という。

間欠式バルーンカテーテル
（かんけつしきばるーんかてーてる）

尿道留置カテーテルを24時間を超えない時間帯で抜去し、翌日同様に一定時間留置することを指す。夜間のみ尿道留置カテーテルを使用することが多い。

関節可動域拡大
（かんせつかどういきかくだい）

関節可動域拡大は、動作獲得のために必要な可動域の確保と維持のために行う。

関節可動域の拡大を図る訓練として関節可動域訓練（Range Of Motion exercise）があり、関節を動かし関節拘縮を予防する。

関節可動域訓練は、他者に行ってもらう他動的関節可動域訓練（Passive ROM-ex）と、自身で行う自動的関節可動域訓練（Active ROM-ex）、患者の健側の手や補助器具を介して関節に運動を起こす自動介助関節可動域訓練（Active assistive ROM-ex）がある。訓練内容も種類があり、ストレッチ、関節モビライゼーション、リラクゼーションなどがある。

急性尿閉
（きゅうせいにょうへい）

突然、膀胱にたまった尿を自力で排尿できなくなった状態。強い尿意、膀胱壁が強く引き伸ばされることによって生じる下腹部痛が特徴的であり、触診では恥骨上にソフトボール大の膀胱を触知する。高齢男性の場合は前立腺肥大症、女性の場合は子宮筋腫などの疾患が尿閉の原因になる。また、飲酒や感冒薬などの服用によっても尿閉になることがある。

経尿道的前立腺切除術
（けいにょうどうてきぜんりつせんせつじょじゅつ）

前立腺肥大症に対して行われる内視鏡的治療法。通常、腰椎麻酔下に尿道に切除鏡を挿入し、内視鏡的に尿道に張り出した前立腺内腺を電気メスで切除する。

骨盤底筋訓練
（こつばんていきんくんれん）

骨盤底筋とは、骨盤の最下部にあり、三層構造でハンモックのように内臓を支える働きをしている。何らかの原因で骨盤底筋の働きが低下すると尿漏れや頻尿といったトラブルが生じる。骨盤底筋訓練とは、意識して膣や肛門を締める・緩めるトレーニングを繰り返し行い、低下した筋力を強化することや、協調した運動を再獲得することで尿漏れや頻尿を予防・改善する訓練である。

骨盤底筋訓練体操
（こつばんていきんくんれんたいそう）

骨盤底筋訓練体操とは、ケーゲル体操とも言い、骨盤底筋訓練のように意識した膣や肛門を締める・緩める訓練と異なり、骨盤底筋の位置と動きをイメージしたトレーニングである。ヒップリフト（仰向けで臀部を挙上する）や両膝のボールを挟んだり、緩めたりする股関節運動、お腹を引っ込めたり、膨らませたりする呼吸を意識したトレーニングを行い、骨盤底筋と連動した体幹筋や股関節周囲筋を強化する訓練をいう。

さ行

座位保持
（ざいほじ）

座位とは、上半身を90度あるいはそれに近い状態を起こして座った状態をいう。長座位（脚を伸ばして座っている状態）、端坐位（ベッドの端に座り、両足を垂らしている状態）、起坐位（枕やクッションなどを抱えて座っている状態）、半座位（ベッドの背もたれを45度起こしている状態）、椅坐位（椅子に座っている状態）などがある。日常生活を行ううえでの基本的な姿勢保持となる。まず座位保持の獲得をめざし、日常生活の参加を促すことが自立の第一歩となる。

残尿測定
（ざんにょうそくてい）

排尿後に膀胱内に残存した尿を残尿という。1回排尿量と残尿量を測定できれば、個別の膀胱容量を知ることができる。正確な残尿量を測定するには尿道カテーテルによる導尿が最も正確であるが、導尿には痛みを伴う。一方、超音波残尿測定器を用いれば、痛みを伴うことなく残尿量を測定することが可能である。残尿量は100mLを超えると臨床的に問題とされることが多いが、異常な残尿量の定義は定まっていない。残尿量が多いほど頻尿になる確率が高いため、その原因となる疾患（前立腺肥大症による下部尿路閉塞、低活動膀胱など）について精査する必要がある。さらに、上部尿路にも目を向けて、水腎症や腎機能障害の有無についても考えを巡らすきっかけとなる。逆に、残尿量が50mL以下と少ないにもかかわらず頻尿であれば、急性膀胱炎、過活動膀胱、間質性膀胱炎、膀胱がん、膀胱結石などの疾患がその背景に潜んでいる可能性があり、残尿量を知ることは重要である。

自己導尿
（じこどうにょう）

本人または家族が自らの手で尿道から膀胱内にカテーテルを挿入し、尿を体外に排泄する方法。

持続膀胱洗浄
（じぞくぼうこうせんじょう）

膀胱タンポナーデを参照。

自尿
（じにょう）

自力で排尿すること。

神経因性膀胱
（しんけいいんせいぼうこう）

膀胱の弛緩、収縮は中枢神経及び末梢神経の支配を受けて円滑に行われている。神経障害により排尿障害をきたすものを神経因性膀胱という。中枢神経系の障害では膀胱の弛緩が障害されるため、意図しないタイミングで膀胱の収縮が起こる。通常の排尿では、膀胱収縮とともに害尿道括約筋の弛緩が起こるが、この一連の運動が障害され排尿筋括約筋協調不全が起こる。

付録 用語解説

末梢神経障害では膀胱の収縮障害が起こり、弛緩性膀胱となる。弛緩性膀胱では尿意があいまいとなり、慢性尿閉、腎機能障害が併発することも多い。

切迫性尿失禁
(せっぱくせいにょうしっきん)

尿意切迫感と同時にトイレに行こうとするものの、間に合わずに漏れてしまうことを言う。尿意切迫感とは、急に起こるこらえられない強い尿意で、がまんすることができない。膀胱の無抑制収縮や膀胱の知覚過敏によって尿が漏れる状態。

専従／専任
(せんじゅう／せんにん)

診療従事者が就業時間の8割以上を当該業務にあてている場合を専従という（ほかの業務との兼務については実質困難)。専任とは専らその業務を任されて担当することをいい、ほかの業務との兼務が可能。専任の職務にあてられる就業時間には2割～5割と幅があるため、実際の運用については確認が必要である。

前立腺
(ぜんりつせん)

前立腺は男性にしかない生殖器の1つである。膀胱の直下に尿道を取り巻くように位置しており、前立腺液といわれる精液の一部を作り、精子に栄養を与えたり、精子を保護する役割をもつ。

た行

多尿
(たにょう)

24時間尿量が体重（kg）×40mL/kgを超えた場合を多尿という。(例:体重50kgであれば、24時間尿量が50×40 = 2,000mLを超過した場合)

超音波補助排尿誘導
(ちょうおんぱほじょはいにょうゆうどう)

超音波残尿測定器を用いて個別の膀胱容量(1回排尿量＋残尿量）をあらかじめ測定し、膀胱容量に達する前に促し排尿を行う介助方法。

導尿
(どうにょう)

尿道口から細い管（カテーテル）を膀胱に入れて尿を排出させることをいう。自力で排尿できない場合や検査のために採取する時に行われる。

トリガーポイント
(とりがーぽいんと)

トリガーとは引き金のことであるが、ここでいうトリガーポイントとは脊髄損傷患者において排尿反射を促す皮膚刺激のことを指す。

な行

尿意切迫感
(にょういせっぱくかん)

尿意をがまんできず、尿が漏れそうになる感覚。

尿器
(にょうき)

尿瓶（しびん）のことである。床上やベッドサイドなど、排尿のためにトイレまで行けない時などに用いられる。尿器を転倒させても尿がこぼれないように工夫された尿器もある。

尿失禁
(にょうしっきん)

意図に反して、または自覚なく尿が漏れてしまう状態。

国際禁制学会の定義では「不随意な尿の漏れで、社会的もしくは衛生的に問題となるもの」とされている。

尿道狭窄
(にょうどうきょうさく)

外傷や細菌性尿道炎によって尿道が硬くなり、狭くなった状態を指す。

尿道留置カテーテル
(にょうどうりゅうちかてーてる)

外尿道口から膀胱まで挿入し、先端を膀胱内に留置するカテーテルのことをいう。先端のバルーンを蒸留水で膨らませることによって、カテーテルが抜けないような構造になっている。

尿取りパッド
(にょうとりぱっど)

少量の尿漏れを受け止めるための吸収剤のこと。尿失禁量に合わせてさまざまなサイズがある。尿取りパッドをインナーとし、おむつをアウターとして組み合わせて利用することもある。

尿閉
(にょうへい)

膀胱内に尿が充満しているにもかかわらず、自力で排尿できない状態。

尿流動態検査
(にょうりゅうどうたいけんさ)

尿流検査、ウロダイナミックスタディの総称。尿流検査では尿の勢い、最大尿流量、排尿時間、1回排尿量、残尿量を測定する。ウロダイナミックスタディでは尿道から膀胱内にカテーテルを挿入し、生理食塩水または炭酸ガスを膀胱内に送り込み、膀胱内部の圧力(膀胱内圧)や尿道内部の圧力(尿道内圧)を測定する。

尿路感染症
(にょうろかんせんしょう)

有熱性尿路感染症を参照。

は行

排尿ケアチーム
(はいにょうけあちーむ)

医師、看護師、理学療法士/作業療法士の三者からなる排尿自立指導に特化したケアチームのこと。チームの構成員となるためには、各専門職別に以下のような条件がある。

(ア) 医師:下部尿路機能障害を有する患者の診療について経験を有すること(3年以上の勤務経験を有する泌尿器科医師または排尿ケアにかかる適切な研修(通算6時間以上)を修了した医師。

(イ) 看護師:下部尿路機能障害を有する患者の看護に従事した経験を3年以上有し、所定の研修(通算16時間以上)を修了した専任の常勤看護師。

(ウ) 理学療法士:下部尿路機能障害を有する患者のリハビリテーション等の経験を有する専任の常勤理学療法士。

(エ) 作業療法士:平成29年3月31日付の疑義解釈では、作業療法士も排尿ケアチームのメンバーに含まれ、排尿に関連する動作訓練の実施に関与できることが確認された。

排尿困難
(はいにょうこんなん)

尿が出にくいという自覚症状。

排尿自立
(はいにょうじりつ)

自力で排尿管理が完結できることを意味する。具体的にはトイレへの移動、脱衣・清拭・着衣、尿の後始末などを介助なくできること、また尿取りパッドやおむつなどの排尿補助製品や自己導尿カテーテルを使用中の患者についても、製品の適切な使用や後始末が自力でできていれば排尿自立と見なす。

排尿日誌
(はいにょうにっし)

排尿日誌とは、排尿の状態を把握するための記録であり、排尿障害の発見や観察のポイントを決めるためのアセスメントツールである。朝起きて最初の排尿から、翌日の朝起きるまでを記録し、1日の排尿状況を調べる。起床時間、就寝時間、排尿時間、排尿量を記述する。さらに尿意の有無、残尿感の有無、残尿量、飲水量なども記録する。

排尿誘導
(はいにょうゆうどう)

排泄介助には、時間排尿誘導、パターン排尿誘導、排尿習慣の再学習(うながし排尿)の3つの方法がある。

(1) 時間排尿誘導:あらかじめ決めておいた一定の時間ごとにトイレに誘導する。排尿が自立していない患者に有効である(証拠の強度:C)。
尿失禁消失を目標に、介護者が夜間を含

め２～４時間ごとにトイレに連れていく。患者の動機づけが不要で、認知障害のある患者にも施行できる。

(2) パターン排尿誘導：排尿時間のパターンが決まっている患者に有効である（証拠の強度：B)。

(3) 尿意をある程度認識でき、排尿促しに反応できる患者に有効である。認知機能はある程度障害されていても可能である（証拠の強度：A)。

文献 1）より引用

排尿量
（はいにょうりょう）

自力で排出した尿量のこと。1 回分は 1 回排尿量、24 時間の総和を 1 日排尿量という。

パッド
（ぱっど）

尿取りパッドを参照。

頻尿
（ひんにょう）

頻尿とは便宜的に 1 日の排尿回数が 8 回以上のことを指す。また、夜間に排尿のために 1 回以上起きなければならない場合を夜間頻尿と呼ぶ。頻尿にも起床時にトイレが近いと訴える場合や、夜間のみトイレが近い場合など患者によって訴えはさまざまなので、昼間と夜間の尿回数を別々に聴取する必要がある。排尿時痛を伴う頻尿は尿道炎や膀胱炎などの細菌感染が原因であることが多いが、膀胱結石でも同様の症状を呈することがある。膀胱自体が萎縮して蓄尿できない病態には間質性膀胱炎や放射性膀胱炎などがある。尿検査（定性・沈渣）尿路感染症が否定的な場合、膀胱の不随収縮が原因で頻尿となる過活動膀胱や中高齢男性では前立腺肥大症を念頭に置く必要がある。病態の把握のためには排尿日誌や排尿に関する質問票（IPSS；国際前立腺症状スコア、OABSS；過活動膀胱症状スコア、CLSS；主要下部尿路症状スコア）を利用すると便利である。膀胱がんも頻尿の原因になることがある。

腹圧性尿失禁
（ふくあつせいにょうしっきん）

せきやくしゃみ、重い荷物を持ち上げた時などに尿が漏れてしまう状態。多くの症例で尿道括約筋や骨盤底筋の機能が低下して起こる。女性では骨盤内臓脱（膀胱瘤、子宮脱など）をきたした場合、男性では前立腺手術の術後に起こることが多い。

膀胱訓練
（ぼうこうくんれん）

過活動膀胱や頻尿の状態にある患者に尿意をがまんしてもらい、排尿の時間間隔の延長や尿失禁を減らすことを目的とした、膀胱容量を増やすための訓練。

膀胱タンポナーデ
（ぼうこうたんぽなーで）

尿路からの出血により形成された血の塊が膀胱出口部を閉塞することによって急性尿閉をきたした状態。カテーテルにより膀胱洗浄を行い、血餅を除去する必要がある。さらに尿路出血がコントロールできない場合には、膀胱に 3way 尿道カテーテルという特殊なカテーテルを留置し、生理食塩水を膀胱内に持続注入して膀胱灌流を行う。

膀胱の過伸展
（ぼうこうのかしんてん）

排尿をがまんし過ぎた結果、通常の膀胱容量を超過して膀胱壁が強く引き伸ばされた状態。

や行

夜間多尿
（やかんたにょう）

24 時間尿量に占める夜間尿量（＝夜間排尿量＋起床時排尿量）の割合が 65 歳以上の高齢者では 33％を超える、64 歳以下では 20％を超える状態。夜間のみ尿量が増える状態。1 日尿量の 33％ 以上が夜間に排出される。

[計算方法]

（夜間の排尿量＋起床時 1 回目の排尿量）÷1 日の排尿量 ×100（％）

有熱性尿路感染症

（ゆうねつせいにょうろかんせんしょう）

尿路に細菌が混入して生じる感染症を尿路感染症という。尿路感染症のうち、発熱を伴うものを有熱性尿路感染症という。そのうち、急性腎盂腎炎は男女共通に発生するが急性前立腺炎、急性精巣上体炎は男性にのみ発生する。

文献

1）高齢者尿失禁ガイドライン，平成 12 年度厚生科学研究費補助金（長寿科学総合研究事業）事業
http://www.ncgg.go.jp/hospital/iryokankei/documents/guidelines.pdf

第2部

排尿自立指導の実践事例

第1章 排尿ケアチームの設立

point
- チームづくりにはトップダウン型とボトムダウン型の２通りがある
- ロードマップの見える化と共有がカギ
- 「静かなリーダー」が成功に導く

1 はじめに

高齢者が住み慣れた地域・在宅で過ごすには、排泄障害を有する高齢者に対して質の高い排泄ケアを実践し、排泄の自立をめざす支援が求められます。わが国の施策でも、2016年度診療報酬改定に伴う急性期病院における「排尿自立指導料」[1]や、2018年度介護報酬改定の高齢者施設における「排泄に介護を要する利用者への支援に対する評価」[2]が保険収載され、排泄ケアの重要性が認められるようになってきました。一方で急性期病院では、ますます在院日数の短縮化が図られ、入院時より排泄障害の有無に関わらず退院に向けた支援が始まります。

このような状況のなか、退院後のQOL向上に繋がる質の高い排泄ケアを実現させるためには、排尿自立指導料の算定を実現させていかなければなりません。まずは院内での排尿ケアチームづくりが必要になりますが、チームの立ち上げにはトップダウン型とボトムアップ型があります。どちらの型を選択するにしても、組織のトップマネジャーによる算定に導く「手続き」と専門職の排尿障害に関する「知識･技術の習得」が求められます。

本稿では「質の高い排尿ケアチーム」をボトムアップ型で確立するためのポイントを解説します。はじめに、次の①～④を排尿ケアチームづくりの基本として確認しましょう。

①チーム医療における背景を知る

超高齢社会に伴い、医療・福祉のニーズが増大することが予想されています。この背景から、2009年に厚生労働省は、チーム医療とは「医療に従事する多種多様なスタッフが、各々の高い専門性を前提に目的と情報を共有し、業務を分担しつつも互いに連携・補完し合い、患者の状況に的確に対応した医療を提供すること」[3]と示しました。チーム医療は、わが国の医療のあり方を変えうるキーワードとして注目を集めています[4]。

②算定後の適時調査※に耐えられるチームづくり

1994年度診療報酬改定により、チーム医療の評価として「診療情報提供料」がはじめて加算されました。現在では多くのチーム医療が評価され、その一部が排泄ケアとして評価されています。算定後も要件の遵守や、排尿自立指導に関する診療の計画書の記載、多職種で行うカンファレンス記録などを確認し、突然の適時調査にも耐えられるようなチームづくりが必要です。

※適時調査[4]：診療報酬支払に関わる施設基準の届出に対し、要件に則って適切に実施されているか否かをチェックする調査。

③排尿ケアチームの重要性を知る

チーム医療とは、1975年の米国リハビリテーション医学会年次大会では「共通する要素を持ち、共通の目的に向けて働く、2人もしくはそれ以上の職種を異にする専門家による集団」[5]を掲げています。ロビンソン（2009年）は「協調を通じてプラスの相乗効果（シナジー効果）を生むもので、これにより、個々の投入量の総和よりも高い業績水準をもたらすものとしている」[6]と言います。

排尿ケアチームは、上記の視点から考えると「排泄障害のある患者に対し、多職種が共

表1　トップダウン型とボトムアップ型の排尿ケアチームづくりの違い

	トップダウン型	ボトムアップ型
発案者（質の高い排泄ケアをしたいと思う人）	院長・副院長・泌尿器科部長・泌尿器科医・看護部長・事務長など。	少数の現場のスタッフや、排泄に関する学会や研修会に参加し、勉強している個人など。
課題	「近隣の病院が行っているから」や「診療報酬で加算となったから」などが理由の場合、現場の声が届かない可能性がある。	排尿ケアチームをつくりたいが、何をすればよいのかわからない。 うまくいかない場合、スタッフの精神的な負荷が重い。
利点	指揮系統が明確なため、予定通りに進むことが多い。	現場の意見が反映されやすい。 看護部長や泌尿器科医などの協力を得られるとスピーディに行える。
周囲の排泄ケアに関する関心	職員が排泄ケアに興味があるとは限らない。 泌尿器科医がいない。 泌尿器科医がいても排尿障害に興味があるとは限らない。	
メンバーの選択	排泄ケアに関するエキスパート、排泄ケアの研修会に参加している職員。	
チームをつくるコツ	「質の高い排泄ケアをめざす」組織風土をつくる。 静かなリーダーシップでさりげない排泄ケアを根づかせる。 成果としてQuality Indicator（QI）を設定する。 ドナベディアン・モデルの枠組みを使ってチームで要素を抽出する。 ロードマップをつくり、いつまでに誰が何を行うかゴールの見える化をする。	

通のゴールに向けて協働し、排泄障害を改善させていく集団」です。そして、それぞれの専門職が役割を果たし、その関わりが相乗効果を生み出すことで組織がブラッシュアップしていきます。つまり、患者に質の高い排泄ケアを提供する「排尿ケアに強い集団」が排尿ケアチームに求められることだと言えます。

④チームづくりにはトップダウン型とボトムアップ型がある

先にも述べましたが、排尿ケアチームづくりは院長・看護部長・事務長・泌尿器科部長などの管理職の号令ではじめるトップダウン型と、現場の少数のスタッフから発案されるボトムアップ型の2つがあります（**表1**）。トップダウン型は、チームの質や立ち上げまでの日数に差はあるものの、ほぼ予定通り立ち上がる例が多く見られます。少数のスタッフが行うボトムアップ型は立ち上げのハードルが高いものの、うまくいけば現場に即したチームづくりをスピーディに行えるメリットがあります。

2 ボトムアップ型で立ち上げるためのポイント

①組織の手順を踏む

看護師が「排尿ケアチームの設立は質の高い排尿ケアに繋がる」[7]と報告した例や、泌尿器科医が「排泄ケアラウンドが実践されることで、排泄ケアが必要な患者を新たに抽出できる」[8]と報告した例があるように、排尿ケアチームの立ち上げは、職種を問わず、入院している患者の排泄問題をなんとかしたいという情熱のある医療従事者であれば、誰でも可能だと思います。しかし、病院は1つの組織として運営しているため、それぞれの組織の手続きを踏んでいくことが大切です。

たとえば、通常の病院組織は**図1**に示すように垂直的分化として階層（ヒエラルキー）があります。ボトムアップ型の場合では、まずは主任や所属長に相談し、そのうえで部長に話をしてもらうことで理解を得やすくなるでしょう。

図1　病院組織の階層

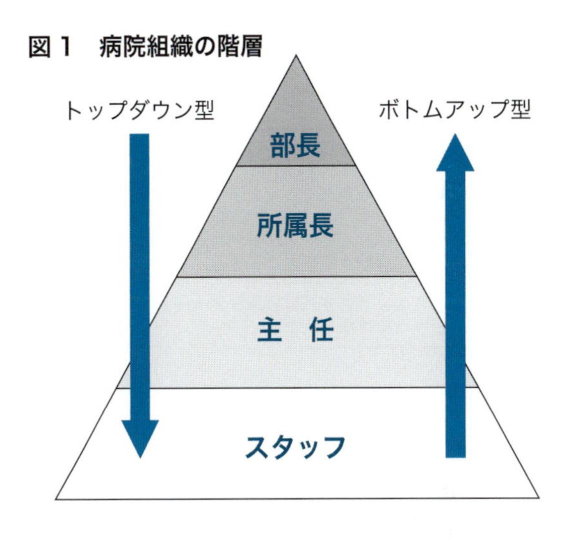

表２　個人の行動の４つの要素

要素	個人の行動の基本	要素が満たされることで得られる効果の具体例
価値観	何が正しいのか、何が最良かの判断。「勉強になる」「楽しい」と感じる事柄。	**[少し興味が出てくる]** 排泄ケアに関する研修や学会・研究会に行くなどして、ほかの病院の事例を知る。その情報を自身の体験と重ねることで価値観が創造される。
態度	「この仕事が気に入っている」「自分に合っている」という仕事への満足感が示す態度。職務満足感の高い人は職務に積極的。	**[ホーソン効果*が生まれる]** 「排泄ケアに興味が出てきた」「排尿ケアチームに入って勉強したい」という積極的な態度になる。チームに入ってほしいと言われるとうれしいと感じる。
認知	感覚を通して得た印象を体系づけ、解釈して自身の環境に意味を与える行動。	**[自身の病院の排泄ケア問題を感じる]** 体感的に「排泄ケアの重要性」を理解し「やれそう」と感じる。
学習	知識を習得すること。また、高度な排泄ケア知識・技術がどうしたら身につくかのかを学ぶプロセス。	**[排泄ケアの勉強をしたいと思う]** 「調査したい」「研究したい」「学会に行きたい」と感じる。

＊　ホーソン効果とは「注目されている」や「期待されている」と感じることでモチベーションが上がる等の心理的変化をもたらす効果をいう。

表３　排尿ケアチームをつくるための手続き

項目	手順
説明する	積極的な排泄ケアを行うことで、転倒転落率の低下、ADL改善、在院日数短縮・在宅復帰率が高くなる、在宅での介護負担が減るなどを文献などを用いて説明する。院内の排泄の問題に関するデータを作成する。
予測する	将来は良くなる過程として現在の排泄ケアに関する改善点を明らかにし、チームをつくることで効率的に質が高まることを予測する。予測には排泄障害患者数や分析内容などのデータを用いる。データは、上司やスタッフの理解に繋がり、意思決定に直結するものでもある。
統制する	「このようにすれば排尿ケアチームがつくれる」という全体像を示す。

②排泄ケアに関心が向くように周囲の個人（上司・スタッフ）を動かす

病院で働く職員全員が排泄ケアに興味があるとは限りません。そのため「排泄ケアに関心が向く」ために次の戦略が必要です。

1）文献調査

「排尿ケアチーム」や「排泄委員会」などをキーワードに文献を探し、立ち上げの方法や留意点を調査しましょう。チームづくりの参考になるだけでなく、上司やスタッフの説得材料にもなります。

2）「個人と集団の要素」を理解する

排泄ケアの重要性は理解していても「今でも忙しいのにやれるのか」、「これ以上仕事が増えたら困る」などと考えるスタッフもいるでしょう。

人と組織の関係は「個人と集団の要素」によって決まると言われています[9]。「価値観」「態度」「認知」「学習」の４つの要素が揃うことで人は組織のなかで一生懸命働くのです（**表２**）。したがって、まずはこの４つの要素が現場にあることが重要になります。

③排尿ケアチームをつくるための手続き

排尿ケアチームをつくるには、上司に「説明」「予測」し、こうしたら排尿ケアチームがつくれるという全体像を示す「統制」が必要になります（**表３**）。

これには、**表４**に示すような医療の質を評価する「ドナベディアン・モデル（Donabedian Model）」[10]を使った枠組み「排尿ケアチームづくりの要素」がおすすめです。①構造（Structure）、②過程（Process）、③結果（Outcome）の３つに分類して評価することを提唱しています。①構造では、ヒト・モノ・カネの部分で排泄ケアを提供する体制を評価するものです。②過程では、どのようなプロセスで排泄ケアが提供されているかを評価するもので、実際のアセスメント、ケアの内容、チームでの活動状況などです。③結果は、改善率やおむつがとれた件数、留置カテーテル抜去数、排泄ケアを行うことによる転倒転落率の低下、ADL改善率、在宅復帰率、在院日数、患者満足度、職員満足度などの指標になります。

④チームメンバーの選出

チームメンバーは「やりたい」という気持ちを持った人が適任です。また、新しい取り組みに対しても「何もないところ」からつくれる人を選出しましょう。「排泄ケアスキル」「情熱」「志」の３つを持つ人材が最適と言え

表4　ドナベディアン・モデルに基づいた排尿ケアチームづくりの要素

①構造（Structure）	②過程（Process）	③成果（Outcome）
1）排泄ケア方針 2）トイレ構造・環境設定 ・排泄動作を支援する手すり ・臭気対策 3）アセスメントをするための道具 ・尿量、尿失禁量測定 （計量カップ・ユーリンパン®、はかり） ・残尿測定器 ・排尿・排便日誌記録 4）自立・改善に向けた排泄道具 ・ポータブルトイレ、安楽尿器、尿器 ・尿道留置カテーテル・導尿カテーテル ・尿失禁量や自立に合わせたおむつ・パッド 5）職員教育 ・排泄ケア研修（知識・技術） ・排尿自立の可能性の評価 ・排尿日誌記録の書き方と分析、残尿測定技術 ・排尿自立に向けた計画策定 ・患者の抽出方法、コンサルテーション方法 ・排泄ケア改善に向けた多職種のカンファレンス ・退院後の排泄ケア計画、要約 6）排尿ケアチーム（委員会）の設置 ・メンバー選出 ・病棟のリンクナース選出 ・要件を満たすための所定の研修参加 （医師、看護師） ・PT、OTが外部の排泄ケア研修参加 ・チーム内での排泄ケアに関する勉強会 ・事例検討 ・排泄関連の学会参加 7）ケア基準・手順 ・標準排泄マニュアル、手順作成 ・標準排泄ケア基準 ・チームの役割、リンクナースの役割 ・コンサルテーション方法 ・医学的介入時の仕組み ・カンファレンス内容と記録 ・電子カルテなどの記録媒体の作成 ・排泄ケアの地域との連携など	**病棟** ・入院より排尿障害患者のアセスメント **下部尿路機能障害の症状を有する患者の抽出** ・尿路機能評価のための情報収集 ・排尿日誌、残尿測定 ・分析 ・下部尿路機能障害の評価 ・排尿自立に向けた計画策定 ・包括的排尿ケア 看護計画、リハビリテーション、薬物療法、泌尿器科による精査・治療など ・退院指導 ・地域との連携など いつ、誰が、どのように、アセスメントし、計画・実践・評価、退院後の継続などの業務の遂行	尿道留置カテーテル抜去数 排泄障害改善率 転倒転落率 褥瘡発生率 おむつはずし数 ADL改善（BI・FIM） 転倒転落率など 在院日数 在宅復帰率 職員満足度 患者満足度

ます。

⑤排尿ケアアチームの要件

排尿ケアチームの構成員は、医師･看護師･PTまたはOTが必要です。さらに、薬剤師や言語聴覚療法士、介護職などを含めると効果的はプラスされるでしょう。また、病棟のリンクナースが重要な役割を果たします。特に泌尿器科病棟の外来勤務者や泌尿器科関連経験者は、チームづくりやその後の教育において大きな力となります。

⑥機能している病院を見学する

「百聞は一見にしかず」という言葉があります。文献や学会などを調査し、排尿ケアチームがうまく機能している病院を見学するのもよいでしょう。上司に許可を得て、依頼文を作成してもらいましょう。実際の取り組みを見学することで自信に繋がることもあるでしょう。見学に行くメンバーを絞ることでホーソン効果によるモチベーションアップも期待できます。

⑦上司に報告・連絡・相談

進捗状況は常に報告しましょう。ビジネスマナーでも報告・連絡・相談は「ホウレンソウ」と言われるように、1つのビジネススキルでもあります。また、経過が可視化され、コンセンサスづくりに有効とされています[11)]。

表5　排尿ケアチームをつくる時のロードマップ（例）

	20XX年度						20XY年度
月	6月	8月	11月	1月	2月	3月	4月
具体的なチームの動き	プロジェクトチーム発足 メンバー選出 キックオフ		排尿ケアチーム運営の説明会	ラウンドの練習 修正 トップ会議でコンセンサスを得る	ラウンド		届け出 本格的なスタート
ディスカッション	チームの役割・方針 スケジュール作成		開始時期の検討	ラウンド時の反省 病棟側の課題、修正内容の洗い出し	→	→	→
所定の研修会に参加（施設基準）	チームメンバーが所定の研修を受講する計画	受講 →	→	→	→		
排泄ケアに関する学会・勉強会参加	→	→	→	→	→	→	→
チームの運営業務 ・患者の抽出 ・コンサルテーション方法 ・専門職の役割など	→ 運営案を作成	完成	→ 修正	→ 修正	→	→	完成
マニュアル・手順作成	→	→	→	→ 完成	→ 修正	→	完成
記録用紙の作成（システム）	電子カルテ ・アセスメント ・排尿日誌 ・包括的排尿ケア計画 ・カンファレンス ・包括的排尿ケアの実践・評価など	→	→				
病棟看護師 PT OT	アセスメント 包括的排尿ケアの計画、実施・評価	→	→	→			
情報収集	文献調査 ほかの病院の見学	抄読会	抄読会				

⑧排尿ケアチームの全体像を見える化する

表4の要素を排尿ケアチームのメンバーでさらに検討します。コンサルテーションの方法、アセスメントの内容、医学的介入が必要なときの基準と手順なども考慮しながらながら全体像をビルドアップしていきます。これにより全体像がさらに見える化され、チームの道標になるでしょう。

⑨ロードマップをつくり、見える化する

新たな試みの場合「いま、何をやっているのかがわからない」「方向性が見えない」といった意見を聞くことがあります。これは、いつまでに、何をどのように進めていくのかの具体的な設計図を示せていないことが原因です。いま、何をやっており、向かうべき方向性は何か、着地点とともにロードマップを示すことが必要でしょう（**表5**）。ロードマップはチームメンバーで共有し、メンバーの意見を聞きながら修正していきます。メンバーも自分の意見が取り入れられ、ロードマップに加わるとさらにやる気が出てくるでしょう。

⑩院内のコンセンサスを得る

チームづくりが順調に進み、そろそろキックオフという時も上司に相談しながら進めましょう。院内のトップ会議で排尿ケアチームの進め方のコンセンサスを得ることが重要です。

3 チームリーダーのあり方

①静かなリーダーシップ

人を上手に動かし、すばらしい業績を成し

遂げる人物は、自分自身がスポットライトを浴びることなく、目立つことがないと言われます。「静かなリーダーシップ」[12] は、成功するリーダーは、物事のタイミングを考え、辛抱強く、慎重に物事を動かしてきた人だとしています。

「あっという間に排尿自立指導料がとれた」という病院は、このような静かなリーダーがいたのではないでしょうか。静かなリーダーは、忍耐強く慎重で、一歩一歩行動する人で自分自身が正しいと思うことを目立たずに実践している人です。

②公平な待遇

チームメンバーのモチベーションを決める大切な要因には「公平感」があります。チームメンバー内で自分たちは公平な待遇を受けていると感じている時は「頑張ろう」と思いますが、不公平な待遇を受けていると感じた途単、やる気をなくして怠けることがあります。

したがって、チームメンバーには平等に接することが大切です。自分が平等に接していると思っていても、よくやってくれるメンバーに多く声をかけているということは往々してあります。すると、「○○さんを可愛いがっている」「○○さんがお気に入り」ととられてしまうことにもなりかねません。常に「私は公平でいたい」「平等にしようと思っている」と口にすること、またマニュアルや手順作成などの仕事も平等に振り分けることがポイントです。

③人員が充実している時にスタートする

チームを立ち上げる時期も大切です。新人が多い4月や夏休み中、年度末の3月は避けるようにしましょう。新人が部署に入り、ある程度落ち着いてきた時期にスタートすることが望ましいです。チームのキックオフ、排尿ケアチームのラウンド時期も上司・メンバーと決めるとよいでしょう。

④ゴマすりやイエスマンをつくらない

チームメンバーのなかには、ゴマすりをする人や上司のイエスマンになる人が出てくることもあります。そういった人をつくらないようにすることもチーム運営には欠かせないことです。

チームをつくるということは、人を動かす力が必要になり、排泄ケアに情熱を持って気持ちよく仕事ができる人を育てていくというプロセスでもあります。排泄ケアを積極的に行うことで、排尿の自立を促し、QOLの向上や介護負担への軽減にも繋がります。このような質の高い排泄ケアを行えるチームをつくるためには、現状に満足せず、常にブラッシュアップを模索していくことが肝要であると言えます。

文献

1) 社会保険研究所編：医科点数表の解釈 平成28年度4月版. 1658, 社会保険研究所, 2016.
2) 社会保険研究所編：介護報酬改定点の解説 平成30年4月版. 社会保険研究所, 2018.
3) 厚生労働省：チーム医療の推進について厚生労働省, 2010.
4) 厚生労働省保険局医療課 医療指導監査室：適時調査実施要領. 2018.
5) Halstead LS：Team care in chronicillness：A critical review of the literature of the past 25 years. Arch Phys Med Rehabil, 57 (11), 1976.
6) スティーブンP. ロビンソン, 高木晴夫訳：組織行動のマネジメント. p200, ダイヤモンド社, 2009.
7) 小澤恵美：排泄ケア委員会9年間の取り組み, 排尿ケアチーム発展の要因. 日本ストーマ・排泄リハビリテーション学会誌, 1, p181, 2017.
8) 吉川羊子：当院における排尿ケアチーム介入症例の臨床的検討. 日本排尿機能学会誌, 28 (1), 279, 2017.
9) スティーブンP. ロビンソン, 高木晴夫訳：組織行動のマネジメント. p30-53, ダイヤモンド社, 2009.
10) Avedis Donabedian, 東尚弘訳：医療の質の定義と評価方法. 84-143, 認定NPO法人健康医療評価研究機構, 2010.
11) 篠田道子：多職種連携を高めるチームマネジメントの知識とスキル, p8, 医学書院, 2011.
12) ジョセフ・L. バダラッコ, 高木晴夫監, 渡邊有貴解説, 夏里尚子訳：静かなリーダーシップ. 9-10, 翔泳社, 2002.

第2章 多職種連携（チームづくり）

第1節 福井大学医学部附属病院における排尿ケアチームの立ち上げの経緯

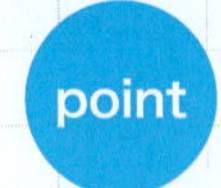

- **多職種で講習会やワーキンググループに定期的に参加し、理解と定着を深める**
- **排尿ケアチーム運営における課題を抽出し、対策を立てる**

1 排尿自立指導料算定に向けた取り組み

平成28年4月の診療報酬改定で排尿自立指導料が算定されるのを受け、同年4月に福井大学医学部附属病院（以下、当院）は排尿ケアチームを立ち上げることになりました。

はじめに排尿ケアチームの構成を取り決め、6月に看護師4名が排尿ケア講習会に参加、7～9月にかけては院内で排尿自立支援準備ワーキングを開催しました。10月には全職員を対象にした院内講習会を開きました。排尿自立指導料に関する手引きや院内のマニュアルを配布し、残尿測定器の設置も進めました。当院はこれらの準備を進め10月に「排尿自立指導料の施設基準に係る届出」に関する手続きが完了しました（**表1**）。

また、当院の排尿ケアチームは、週に1回、担当医と病棟看護師が院内ラウンドとカンファレンスを行っています。そのほか、月に1回、ワーキンググループのメンバー全員で集まる合同カンファレンスを開催し、進行状況や課題の確認、改善案などを検討しています。

表1　排尿自立指導料の算定に向けたスケジュール（例）

2016年4月	排尿ケアチームを構成する	—
6月	看護師4名が排尿ケア講習会に参加	結束を高める目的で事前に顔合わせを行う
7～9月	排尿自立支援準備ワーキングを開催	泌尿器科教授、副看護部長、感染制御看護師長、WOC看護師、泌尿器科医、講習会参加看護師、PT、事務職、診療情報管理士が参加
	「院内排尿自立指導マニュアル」と 「疾患治療別看護計画」の作成を開始	排尿ケア講習会に参加した看護師4名が中心となり作成した
	「排尿自立指導に関する診療の計画書」 電子カルテ用テンプレート作成 1）下部尿路機能障害の症状を有する患者の抽出 2）下部尿路機能障害の評価	
10月	院内講習会を開催（当院の全職員対象）	—
	各病棟に「排尿自立指導料に関する手引き」冊子を配布	—
	院内排尿自立指導マニュアルを関連する病棟に配布	泌尿器科腎臓内科、産婦人科、脳外科神経内科
	残尿測定器（ゆりりん・リリアム® α-200）を 関連する病棟に設置	泌尿器科腎臓内科、産婦人科、脳外科神経内科
	「排尿自立指導料の施設基準に係る届出」が完了	排尿自立指導料算定の開始
11月～	院内ラウンド、排尿ケアチームカンファレンスを開始	担当医と病棟看護師が毎週水曜日の14時にラウンドし、それに基づきカンファレンスを行う 月に1回、合同カンファレンスを行う
2017年10月	排尿ケア講習会参加看護師の増員と残尿測定器の追加導入	整形外科、消化器内科･外科、乳腺外科のラウンドを追加

表 2　排尿ケアチーム運営における課題

	病棟看護師／ケアチーム看護師が行うこと	課　題
①下部尿路機能障害を有する患者の抽出	**病棟看護師が行うこと** ・カテーテル留置の状況をデバイスフローシートに入力（挿入と抜去を管理する） **ケアチーム看護師が行うこと** —	・入力抜けが起こるため、正確なカテーテル留置の状況を把握できなかった ・病院全体の留置数が不明であった ・カテーテル関連尿路感染（CAUTI）発生率と関連づけていなかった
②下部尿路機能評価のための情報収集	**病棟看護師が行うこと** [排尿日誌] ・熱型表に記録 ・排尿日誌表を配布 [残尿測定] ・残尿測定器の設置 ・電子カルテの患者抽出テンプレートに入力 泌尿器科病棟はカテーテル留置中は毎日入力 脳外科病棟はカテーテル留置中と抜去日にそれぞれ入力 婦人科病棟はリンクナースが対象を選定し入力 **ケアチーム看護師が行うこと** ・週に1度（水曜日午前中）、1週間分のテンプレートを抽出する ・カンファレンスする患者を選定する	・対象患者の選定が病棟によって異なる ・入力が負担になる。また、病棟によって入力のタイミングが異なる ・下部尿路機能障害の有無など入力抜けが見られた ・ほかのアセスメントなどと類似項目が多く、重複入力となっている（ほかに転倒転落アセスメント、地域連携クリティカルパスなどがある）
③下部尿路機能評価と自立に向けた計画策定	**病棟看護師が行うこと** ・患者の今後の方向性を決め、尿失禁・尿閉の疾患治療別計画に合わせて立案する **ケアチーム看護師が行うこと** ・ラウンドを行い、リーダー看護師または、当日の担当看護師とカンファレンスする。状況によっては患者と面会する	・排尿ケア看護師同士の勤務日があわず、カンファレンスへの参加率が低い ・時間帯（遅い時間帯）によってはナースステーションに看護師がいないことがある ・対象数が増えるとカンファレンスに時間がかかる
④包括的排尿ケアの実施、評価	**病棟看護師が行うこと** ・ケアの実践を記録する **ケアチーム看護師が行うこと** ・前週の記録を確認し、再評価する必要があるか選定する	・ケアの実践記録の記載の仕方が病棟によって異なる ・看護師の知識不足によりケアの展開が不十分なことがある

2 排尿自立指導の充足に向けて

これまでに排尿自立指導を進めるうえでは、さまざまな課題があがってきました（**表 2**）。

排尿自立指導を進めるには多職種の連携が必須です。そのためには、会議や講習会、ワーキンググループに多職種が参加するように働きかけることが必要です。さらにこれらを定期的に行うことで理解と定着を進めましょう。

また、各病棟にリンクナースを選出し、排尿ケアチームと病棟看護師の連携を図るとよいでしょう。「排尿ケア」への理解を院内全体に広める役割を担ったり、病棟ナースが困った時の窓口にもなります。

転院する場合も、当院の取り組みを継続できるようにしっかりと引き継ぎし、他院とも連携していくことが大切です。

3 排尿ケアチーム設立から2年

当院で排尿ケアチームが設立され2年が経ちましたが、常に順風満帆であったわけではありません。当院で経験した問題を踏まえて、排尿ケアチームの運営の3つのポイントを紹介します。

①排尿ケアチームの存在をアピールすることが大切

ある病棟でラウンドとカンファレンスをしていた時に病棟師長から言われた言葉が印象的です。「もっと“こっち”にきてやりなさい。そうしないと病棟のみんなにあなたたちが何をやっているのか知ってもらえないよ」。この時は、排尿ケアチーム内でのコミュニケーションがほとんどで病棟ナースと排尿ケアチームの関係が希薄でした。病棟師長はそれを感じたのではないでしょうか。

その後、ラウンドやカンファレンスを行う時は、病棟の看護師と積極的にコミュニケーションをとるように改善しました。結果、排尿ケアチームの存在がアピールでき、リンクナースからだけでなく、患者のことをよく知っている担当看護師からも、カルテだけではわからない情報を得ることができました。さらに、病棟業務で排尿ケアの何が負担になっているかも聞くことができ、改善のアイデアに繋がることもありました。

②院内での位置づけを明確にする

排尿ケアチームが院内の組織のなかで、どこ（○○委員会の下部組織であるなど）に所属しているか把握しておきましょう。排尿ケアチームの所属についての届け出は不要ですが、把握していないと排尿管理のルールの周知や残尿測定器購入のための予算申請などで困ることも出てきます。院内規定で定めておくとよいでしょう。

③より多職種で連携する

薬剤師が排尿ケアチームに参加するとよいでしょう。薬剤性の排尿障害や排尿障害治療薬の副作用、薬の整理など、さまざまな場面で活躍が期待できます。すでに薬剤師を加えている病院も見られるようになってきました。

また、診療情報管理士に協力してもらえると、電子カルテからの情報抽出や統計処理などで力になってもらえるでしょう。

簡易型残尿測定器を使い始めると、病棟看護師にも変化が見られるようになります。尿意の乏しい患者の排尿が長時間認められない時に、尿閉なのか、それとも尿産生量が少ないのか、区別できない時に、これまではすぐに主治医に報告と相談、そして間欠導尿をしていました。

しかし看護師が残尿測定器を持ったことにより、看護師自身で残尿量を測定し、その結果から、導尿すべきか、それとも飲水を促すべきかを判断することができ、そして次の行動ができるようになりました。

また、患者に対して導尿の必要性を、残尿量表示を見せながら自信をもって伝えることができるようになりました。ほかにも、不必要な導尿が減らせるので、痛みや羞恥心を減らせるようになった、患者とのコミュニケーションを取りやすくなった、といった声も聞かれました。

- **本人や家族の思いを理解することで、質の高い排泄ケアが提供できる**
- **排泄ケアはからだのケアだけではなく、心のケアも大切**

1 「質の高い排泄ケアの提供」を理念に、排泄ケアを院内組織化へ

昭和伊南総合病院（以下、当院）では、2008年から院内組織として排泄ケア委員会を立ち上げ「質の高い排泄ケア」を掲げました。排泄ケアに関わる手技や記録などの統一、尿道留置カテーテル管理を行うこと、排泄ケアマニュアルの作成などを行ってきました。また、患者の排泄だけでなく、家族やスタッフが安全で安楽に排泄介助するためのADLの評価や、さまざまな器械・用具の検討、開発協力など、排泄に対して包括的な取り組みを進めてきました。

2016年8月からは排尿自立支援のための排尿ケアチームの介入がはじまりました。これにより、患者や家族へのより深いこころのケアや多職種が連携した排尿ケア、退院へ向けたケアが促進され、院内全体で排尿ケアへの関心が深まっていきました。このような経緯を辿ったことにより、当院では排尿自立指導料のためだけではない、院内スタッフの思いが込められた、質の高い排泄ケアが行われていることを実感しています。

2 排尿ケアチームを立ち上げる際の基本

排尿ケアチームを立ち上げるにはまず、排泄ケアの基本を押さえた基盤づくりが重要です。

①本人や家族の思いを知り安全で安楽な排泄を援助

排泄に障害のある患者が入院して「やっと自分で排泄できる」と喜んでトイレへ行こうとしても、起き上ることや立ち上ることがなかなかできず「おかしいな。こんなはずじゃあなかったのに」と落ち込んでしまう患者も見られます。

また、トイレに行こうとして転倒することも数多く報告されています。急性期病棟での転倒や転落してしまう原因は、運動機能と自覚症状として筋力低下が最も多いとされています。また、自立度は部分介助であることが多く、転倒する場所はトイレであることが最も多いです。これらの理由として、罹患前の可動性能力のイメージが残っていて、そのイメージと現状とのずれが立ち上がりや移乗動作に影響し、転倒しやすい状況を引き起こすと言われています[1)]。また、慢性期の転倒や転落の割合をアセスメントシートのスコアで見ると、排泄の項目に「該当あり」が約88％であり、そのなかの約92％に「転倒や転落があった」と高い率を示しています[2)]。排泄に関連した転倒者は、排泄障害があった場合でもトイレに向かう途中の転倒が多く、夜間はさらに転倒リスクが上がります。また、おむつを使用している患者であっても排泄には不安定な動作が多いため、リスクがあると考えられています[3)]。

入院前の排泄状況を知り、本人や家族と話し合い、まずは実現可能な目標を立て、多職種で関わっていくことが重要です。本人の思いを理解し、安全で安楽でありながらも、できる限り自立した排泄をめざしましょう。

②排泄に関わる課題を多職種で考える

排泄は次のような状況をアセスメントし、対処方法や使用する用具を検討することが大切です。そのためには患者の病態や治療方針の確認、生活の様子の確認、ADLを評価し本人の強みをいかしていくことなどが重要になるため、多職種の協同が必要になります。

・尿意を感じて伝えることができるか
・起き上がりの動作ができて、座位の保持ができるか
・立位が維持できるか
・移乗動作がどこまでできるのか（車椅子への移動、歩行など）
・トイレを認識できるか
・衣類や下着を下すことができるか
・尿器や便器にきちんと排尿できるか
・後始末が行えるか
・衣類を整えることができるか
・部屋に戻りベッドに寝ることができるか

③排泄ケアのマニュアルを作成

多職種が協同するためには排尿ケアのマニュアルが必要です。マニュアルはどの病棟でも使いやすいものにするべきで、たとえば電子媒体なのか、紙媒体なのか、病棟や病院全体の現況を鑑みて作成しましょう。作成したマニュアルは冊子などで配布するとより効果的です。マニュアルには尿道留置カテーテル抜去後に起こりうることを予測し、その対処法を示しましょう。

また、尿道留置カテーテル抜去後に自尿があっても、残尿がある場合もあるため、排尿後の残尿の確認が必要です。特に高齢者では、加齢により膀胱収縮力が低下することが多く、また臨床症状のみの評価（たとえば残尿感がない、尿意がないなど）では、必ずしも排尿障害の病態と蓄尿量や残尿量が一致しない場合があるため、患者の排尿直後の残尿測定を行いましょう。残尿測定の方法は、導尿や経腹的超音波検査があります。

そのほか、排尿ケアマニュアルには以下の評価を行うように記しましょう。

・排泄ケアに関わる尿道留置カテーテルに関する留置前の評価。抜去後にリスクがある疾患の有無や内服薬の確認など
・留置中の評価。なぜカテーテルが必要なのか、抜けない理由は何か、抜くために必要な内服薬の有無など
・抜去時の評価。自尿の量、残尿量、導尿回数、内服薬の確認など

わが国では、排尿障害を有する患者における尿道留置カテーテルの使用頻度が欧米先進国に比べ極めて高いと言われています[4)]。したがって尿道留置カテーテル抜去後の残尿測定などの排尿ケアはより重要であるといえます。

④排尿日誌で排尿パターンを把握

尿失禁診療ガイドライン[5)]では「時間排尿誘導」「個々の患者の排尿パターンに合わせた排尿誘導」「排尿習慣の再学習」が排泄介助であるとしています。これらを実行するためには排尿日誌をつけることが必要で、「いつ」「どんな時」に尿失禁があるのか、排尿パターンを把握することができます。排尿パターンがわかると、患者に合ったトイレ誘導や転倒の予防に繋げることができますし、退院指導にも活用できます。また、排尿日誌はつけるだけでなく必ずアセスメントし、評価をしましょう。

⑤これからの自立支援と排泄介助

2030年には日本人の3人に1人が65歳以上の高齢者になることが予測されています。医療保険や介護保険、人材の確保などの課題は多く、その対策の1つとして医療、福祉分野におけるさらなるテクノロジー化が推進されています。

経済産業省と厚生労働省が中心となる「ロボット介護機器開発5ヵ年計画について」[6)]では、移乗介助や見守り支援などに利用できる機器の開発と導入を進めています。たとえば、移乗介助機器としては、ロボット技術を用いて介助者のパワーアシストを行う装着型のもの。移動支援の機器としては、ロボット技術を用いた歩行支援機器などがあげられます。

排泄介助の機器としては、排泄物の処理にロボット技術を用いたり、設置位置が調節可能なトイレの開発などがあります。また、狭小空間での起立や着座時の身体的負担の軽減するための小型動作支援デバイスの開発[7)]や患者が自立して便座からの立ち上がれる角

度の研究[8]も進んでいます。このように排泄の分野でも、患者の排尿自立を進める取り組みや介助側の高齢化や人材不足を補う機器の開発、研究が始まっています。

⑥院内全体で排尿ケアに取り組む

排尿ケアチームは、診療報酬算定要件上、医師、看護師、PT、OTからなるとしています。しかし、実際に関わる職種は上記よりも多岐にわたり、たとえば当院の場合では尿道留置カテーテルの対象患者の抽出は医事課と感染管理認定看護師が行っているなど、排尿ケアチーム以外の職種も関わります。定期ラウンドでも排尿ケアチームはあくまで"まとめ役"であり、病棟スタッフや担当医師から情報を求めるなど、院内全体を巻き込んだことで、排尿ケアの向上に繋がったと考えています。

3 おわりに

排泄ケアは人間の尊厳を守るケアです。排泄に問題があれば、ADLは著しく低下します。病気などでこれまで当たり前であった排泄動作ができなくなったり、やっとトイレに行けると状態になっても筋力が低下してうまく行えないなど、患者への身体的、心理的負担ははかりしれません。

また、介助者は少しでも排泄動作が自立できるように援助することが求められますが、一方で、介助する側の心身のケアも大切です。

そのためには排尿日誌から患者の状態を把握しその対策を練ること、また患者に合った排泄ケア用品を活用したり、排泄しやすい環境づくりが必要です。排尿ケアチームには、急性期から患者に関わり、多職種の協力を得て安全で安楽な在宅ケアに繋げることが求められています。

文献

1) 鈴木祐介, 大西丈二：1．病因, 病態と転倒　4．急性期病棟における転倒リスク評価．Geriatric Medicine，47，711-715，2009.
2) 宮野伊知郎, 西永正典：1．病因, 病態と転倒　5．慢性期病棟における転倒・転落防止策：アセスメントシートの評価．Geriatric Medicine，47，717-720，2009.
3) 平松知子，正源寺美穂：転倒と排尿障害．WOCNursing，2（8），66-73，2014.
4) 高齢者排尿管理マニュアル 尿失禁・排尿困難，愛知県 https://www.pref.aichi.jp/uploaded/attachment/15.pdf（最終閲覧 2016 年 3 月 15 日）
5) 泌尿器科領域の治療標準化に関する研究班編：EBM に基づく尿失禁診療ガイドライン．pp33-37，じほう，2004.
6) ロボット介護機器開発 5 ヵ年計画について：日本再興戦略（平成 25 年 6 月閣議決定），経済産業省，厚生労働省 https://www.mhlw.go.jp/file/05-Shingikai-12301000-Roukenkyoku-Soumuka/0000034903.pdf（最終閲覧 2016年3月15日）
7) 井野秀一：水素吸蔵合金のアクチュエータ技術への応用．日本ロボット学会誌，31（5），pp.477-480，2013.
8) 近井学，小澤恵美，他：便座からの立ち上がり動作に関する実験的検討．ヒューマンインタフェースシンポジウム 2015 講演論文集，pp.357-360，2015.

コラム　昭和伊南総合病院における排尿ケアの事例

- **80歳代、女性**
- **主疾患：脳梗塞、右不全麻痺**
- **背景：長男家族と同居。発症前のADLはすべて自立。円背があり前傾姿勢である**
- **排尿回数：日中8～10回、夜間2回程度**
- **頻尿：あり**

脳梗塞で手術後、入院となった。術後に急性期病棟から回復期リハビリテーション病棟に転棟した。この時点では離床の許可は出ていたものの離床はせず、ADLは「見守りで座位保持ができる」であった。また尿道カテーテルを挿入中であり、患者と家族の希望は「自分でトイレに行くことができる。退院し自宅に戻る」であった。

①患者へのアセスメント

患者は「自宅にいる時からトイレが近い（頻尿）。間にあわないこともある」と言っていた。尿意や意志の伝達は可能で、起き上がりと座位の保持は見守りでできた。立位保持は手すりにつかまり可能であった。

尿道留置カテーテルを抜き、当院の排泄ケアマニュアルに沿い自尿確認後、膀胱用超音波画像診断装置（**図1**）にて残尿を測定し、残尿の有無を確認した。本人は尿失禁への不安が大きかったため可動域が制限されにくく動きやすいおむつを使用しリハビリを進めた（**図2**）。主治医やリハビリスタッフとも話し合い、歩行が可能であることが確認できた。それを踏まえて患者、家族と短期目標について話し合った。

②トイレに行くための看護計画。課題は昼夜の排泄動作の違い

昼間は車椅子でトイレに行き、夜は患者の意見を尊重し、昼間のトイレ動作が慣れるまで尿器を使いベッド上で行った。患者は尿失禁することをひどく嫌がっていたため短期目標を「尿失禁をしないこと。昼間は介助によってトイレで排尿できる。夜は介助によって尿器で排尿できる」とした。

円背による前傾姿勢と不全麻痺のため、車椅子への移乗は回旋動作があるため転倒する不安があり、回旋移乗が不要で前面の介助バーにて支えてくれる移乗用リフト「乗り助さん」を使用した（**図3**）。

③看護計画の評価と改善

「乗り助さん」を使用して1週間程度で、日中のトイレへの移乗はスムーズで立位も安定した。また、尿失禁もなかったためおむつ

**図1　膀胱用超音波画像診断装置
ブラッダースキャン システム
BVI 6100**

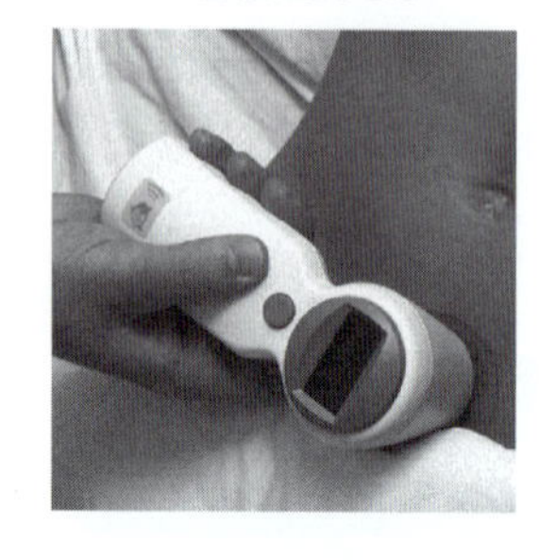

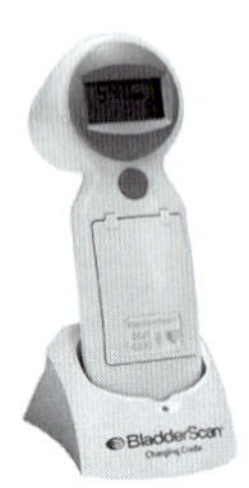

図2　TENAフレックス

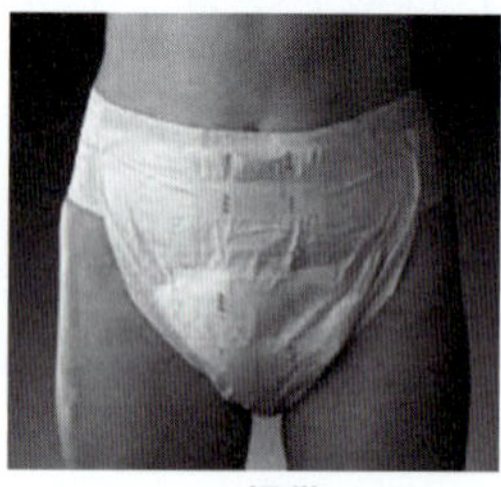

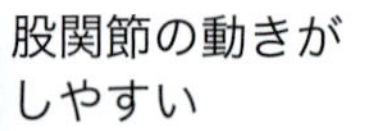
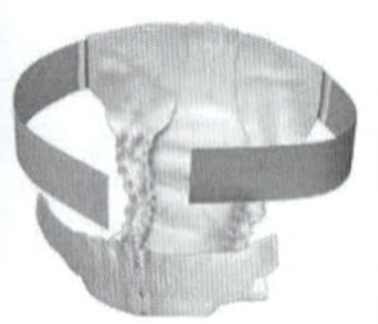

股関節の動きがしやすい

提供：ユニ・チャームメンリッケ

図3　移乗用リフト「乗り助さん」

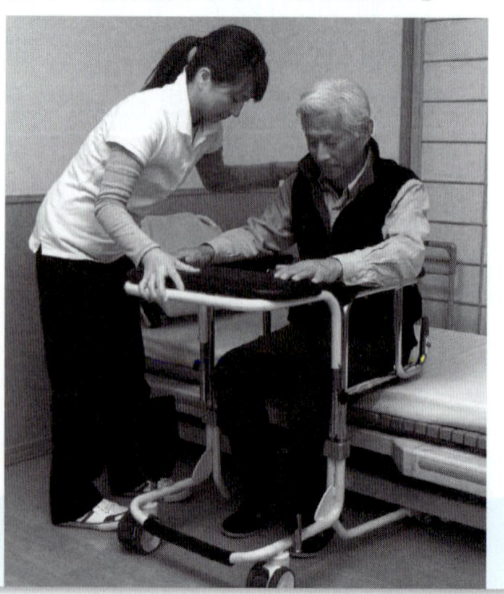

から布の下着に変更した。ズボンと下着の上げ下ろしもできるようになった。

歩行練習も進んでおり、夜間の排尿を尿器からポータブルトイレに変更した。ポータブルトイレは回旋が最小限で靴を履かずに行える場所に設置した。またポータブルトイレの下に滑り止めマットを敷いた。ほかに「ベッドから落ちそうなので柵をしてほしい」と希望があったため、取り外し可能な背の低い柵を取りつけた。

図４　ポータブルトイレ設置の様子

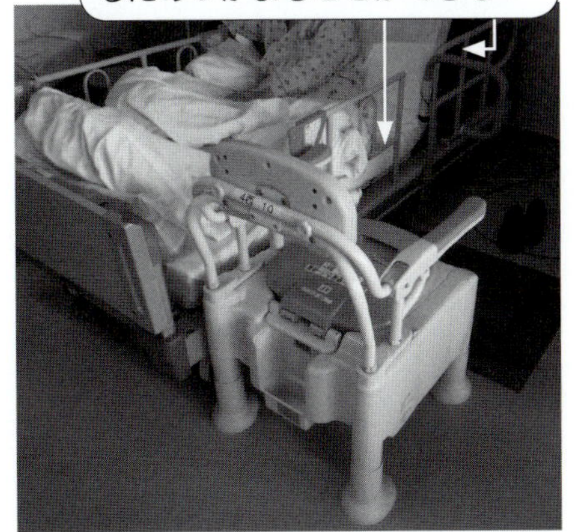

④退院に向けた看護計画の評価と改善

自宅でのトイレ環境を考え、日中は歩行でトイレに行き、夜間は「乗り助さん」でトイレに行くようになった。「乗り助さん」の前面バーにより円背の姿勢でも体を支えられるため、自分で下衣の上げ下ろしができるようになった。

トイレまでの距離は、病院と自宅でほぼ同程度であるため、自宅での排尿がイメージしやすかった。その後、夜間の排尿も歩行になり、排尿自立となった。外泊でも問題はでなかったため退院し、自宅に戻ることになった。

[本事例のポイント]

- 入院前の状況と、本人家族の希望を多職種で共有した。
- 膀胱用超音波画像診断装置による低侵襲な残尿測定や排尿日誌で、排尿パターンと機能評価を行った。
- 患者が安心して排尿ができるように、回復の段階に適した用具を使用した。

第3章 実践事例

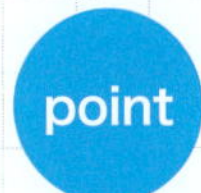

- 下部尿路機能障害に原疾患や病態がどのように関わっているかを理解する
- 職種別の視点で介入できそうなポイントを発見し、共有する
- 実践事例を通じて、実臨床の経験と重ね合わせてみる

第3章
❶外科

脊髄損傷受傷後に排尿困難をきたした事例

基本情報

- 50歳代、男性
- 身長170cm、体重66kg
- 交通事故にて第11、12胸椎脊髄損傷で入院
- 既往歴：なし
- 入院前のADL：自立
- 入院前の排尿回数：5回（昼5回、夜0回）
- 入院前の尿失禁：なし

経過

▶交通事故に遭い、救急車で病院へ搬送された。第11、12胸椎脊髄損傷と診断され、尿道カテーテルを留置されて入院となった。
▶入院21日目に尿道カテーテルを抜去した。脊髄損傷に伴う神経因性膀胱があり、排尿ケアチームが介入した。
▶尿道カテーテル抜去後に尿閉を発症したため、計画に基づいて病棟看護師が導尿による排尿管理を行った。

排尿自立度と下部尿路機能

▶着衣の上げ下ろしの自立が困難なため、パンツを改良する。
▶起き上がりができずベッドの頭部を挙上する。車椅子への移乗は一部介助である。
▶リハビリの経過と排尿動作の評価をPT、OT、看護師で共有する。

排尿日誌（Bladder diary）

10月29日（日）
起床時間：(午前)・午後 6 時 00 分
就寝時間：午前・(午後) 22 時 00 分

メモ その日の体調など気づいたことなどがあれば記載してください。

	時間	排尿（○印）	尿量（mL）	漏れ（○印）	尿失禁量（g）	残尿量（mL）	導尿量（mL）
	時から翌日の　　時までの分をこの一枚に記載してください						
1	6 時 00 分		mL				400mL
2	10 時 00 分		mL				250mL
3	14 時 00 分		mL				300mL
4	18 時 00 分		mL				300mL
5	22 時 00 分		mL				400mL
6	時　分		mL				
7	時　分		mL				
8	時　分		mL				
9	時　分		mL				
10	時　分		mL				
	計	回	mL	なし			1,650mL

I 排尿日誌のポイント

本事例は、脊髄損傷に伴う神経因性膀胱があり、尿閉を発症したため、導尿管理を行っている患者です。排尿日誌を見るポイントは、導尿の間隔と導尿量が400mL以下で尿失禁がなく管理ができているかになります。

腹部が張った感じや汗が出るなどで尿意を訴える患者もいます。

排尿自立指導に関する診療の計画書

①下部尿路機能障害の症状を有する患者の抽出

<尿道カテーテル抜去後に下部尿路機能障害が予想される場合>

尿閉/排尿困難（残尿量100mL以上）	(ある) ない	「ある」が1つ以上の場合、排尿ケアチームに相談する
尿失禁	ある (ない)	

<尿道カテーテル抜去後に下部尿路機能障害がある場合>

尿道カテーテル抜去日　H29年10月28日		「ある」が1つ以上の場合、排尿日誌と残尿量測定後に、排尿ケアチームに相談する
尿閉	ある　ない	
排尿困難（残尿量100mL以上）	ある　ない	②下部尿路機能評価のための情報収集
尿失禁	ある　ない	排尿日誌記録日　H29年10月29日
重度の頻尿（15回以上/日）	ある　ない	残尿量　　　mL

尿道留置カテーテル抜去
排尿日誌と残尿量をアセスメントしてみよう

排尿回数	5回（昼間　5回 / 夜間　0回）
1日尿量 ・昼間 ・夜間	1,650mL 排尿量 1,650mL ＋尿失禁　0g(mL) =1,650mL 排尿量　0mL ＋尿失禁　0g(mL) =　0mL
残尿量	330mL（※複数回測定の平均値）
平均1回排尿量	0mL
排尿間隔	昼間4時間

※尿失禁量は、1g = 1mLに換算した

II 対象者の抽出のポイント

脊髄損傷の場合は、尿道留置カテーテル抜去前に排尿困難になることが考えられため、事前に介入します。残尿が多ければ導尿管理を行い、排尿状況を見ながら自立をめざす必要があります。

また、自排尿があるケースでも自排尿と残尿の有無を定期的に観察していく必要があります。

ほかにも、移動についてはPT、OTとの連携が必須ですし、ADLを改善するためにも、着衣の選択や工夫も考えていかなければなりません。

適切な排尿管理と早期から自立に向けた取り組みを行い、社会復帰を考慮した関わりが大切です。

③-1. 下部尿路機能障害の評価

	スコア	0	1	2
排尿自立度	移乗・移動	自立	一部介助	ほとんど介助
	トイレ動作	自立	一部介助	ほとんど介助
	収尿器の使用	なし/自己管理	一部介助	ほとんど介助
	パッド・おむつの使用	なし/自己管理	一部介助	ほとんど介助
	カテーテルの使用	なし/自己導尿	導尿（要介助）	尿道留置カテーテル
下部尿路機能	尿意の自覚	あり	一部なし	ほとんどなし
	尿失禁	なし	一部失禁	ほとんど失禁
	24時間排尿回数（/日）	～7回	8～14回	15回～
	平均1回排尿量（mL）	200mL～	100～199mL	～99mL
	残尿量（mL）	～49mL	50～199mL	200mL～

排尿自立度（ 5 ）点＋下部尿路機能（ 8 ）点＝合計（ 13 ）点

評価のポイント
自分では排尿がないため2点とする

評価のポイント
自排尿はないため2点とする

III

下部尿路機能障害の評価のポイント

移乗・移動が起き上がりができずベッド頭部を拳上する必要があるので『1点 一部介助』、トイレ動作は着衣の上げ下ろしが難しいため『2点 ほとんど介助』、パッド・おむつの使用は自分で交換、後始末ができないため『1点 一部介助』です。また、カテーテルの使用は『1点 導尿』を行っており尿道カテーテル抜去後は介助が必要です。

排尿日誌を見ると『2点 尿意の自覚なし』、『0点 尿失禁なし』です。排尿回数は自尿がないため『2点 15回～』、平均1回排尿量は自排尿がないため『2点 ～99mL』、残尿量は導尿量であるため『2点 200mL～』となります。

したがって排尿自立度5点＋下部尿路機能8点＝合計13点となります。

排尿自立に向けた計画策定

排尿ケアアセスメント

脊髄損傷に伴う神経因性膀胱の疑いがあり、尿道留置カテーテル抜去後は尿閉の可能性が高いため泌尿器科医と連携が必要である。

尿道留置カテーテル抜去前は1日排尿量が1,500mL程度になるように飲水量等を把握し指導する。

抜去後は4時間ごとに残尿測定し、400mLを超えないように排尿を試みる。排尿がなければ導尿を行い、排尿日誌に記載していく。

以後、残尿測定を3～4時間ごとを目安に、300mL以上あれば導尿を行う。自排尿があれば尿器での排尿やおむつ交換を行う。トリガーポイントの有無を確認する（刺激によって自排尿を誘発できないか調べる）。

③-2. 排尿自立に向けた計画策定

包括的排尿ケアのマトリックス

	項目		計画
看護計画	排尿自立		排尿用具の工夫　排尿しやすい姿勢の工夫　衣類の工夫 トイレ環境の工夫　移動・排尿意欲 への支援　寝具の素材の工夫
	下部尿路機能	頻尿・尿失禁	生活指導　膀胱訓練　骨盤底筋訓練
		尿閉/排尿困難	間欠導尿　自己導尿/間欠式バルーンカテーテル
		尿意の問題	排尿誘導 超音波補助下排尿誘導法
リハビリテーション			運動機能訓練（関節可動域拡大、座位保持、排泄に関する動作訓練） 動作に合わせた補助用具の選択・環境整備　介助方法の工夫
薬物療法			排尿機能へ影響を与える薬剤の検討　適切な薬剤の選択と処方 有熱性尿路感染症への抗菌薬の処方
泌尿器科による精査・治療			画像検査　尿流動態検査

IV

効果の評価と連携のポイント

導尿した尿を観察して感染徴候の有無も確認します。浮遊物や混濁があり、尿路感染を疑う時は多めの水分摂取を促します。腹部が張った感じや汗が出る、嘔気などの症状で尿意を訴える患者もいます。

水分摂取量を増やした場合、導尿回数を増やす必要もある。1回の導尿量が400mLを超える場合、医師と導尿回数を増やすか検討する

ADLの改善とともにトイレ移動や導尿の仕方、衣類の工夫などをPT、OTと連携し、統一した指導を行うようにしましょう。

また、姿勢が安定していないことが多く、排泄時の座位保持として、補助用具の選択や、手すり、足台を設置するなどの環境整備が必要です。

経産婦、人工膝関節置換術後に腹圧性尿失禁をきたした事例

基本情報

- **50歳代、女性**
- **身長150cm、体重70kg**
- **変形性膝関節症で右人工膝関節置換術のため入院**
- **既往歴：3度の出産を経験。せきをすると尿が漏れることがある**
- **入院前のADL：自立**
- **入院前の排尿回数：7回（昼7回、夜0回）**
- **入院前の尿失禁：週に1～2回程度**

経 過

▶変形性膝関節症で右人工膝関節置換術のため入院した。
▶術前より術後腹圧性尿失禁の可能性が高いため、排尿ケアチームが介入した。
▶術後1日目で尿道カテーテルを抜去した。計画に基づいて病棟看護師が排尿日誌をつけて残尿測定を行った。

排尿自立度と下部尿路機能

▶術前より腹圧性尿失禁の理解を深め、骨盤底筋体操を指導する。
▶術後は起き上がりや移動動作に時間がかかるため、排尿動作の評価をPTとOTに依頼する。
▶ADL：歩行器を使いトイレに行ける。

排尿日誌（Bladder diary）

10月30日（月）

起床時間：午前・午後 6 時 00 分
就寝時間：午前・午後 23 時 00 分

メモ その日の体調など気づいたことなどがあれば記載してください。

	時間	排尿（○印）	尿量（mL）	漏れ（○印）		残尿量（mL）	尿意
	時から翌日の　時までの分をこの一枚に記載してください						
1	6 時 00分		350mL				あり
2	11 時 00分		200mL	○	大笑い		
3	15 時 00分		200mL	○	くしゃみで		
4	17 時 00分		300mL			20mL	
5	19 時 00分		250mL			60mL	
6	21 時 00分		100mL				
7	22 時 30分		200mL	○	せき		
8	時　分		mL				
9	時　分		mL				
10	時　分		mL				
	計	7 回	1,600mL	3回			あり

尿失禁が確認できる
尿失禁量はわかりませんが、大笑いやくしゃみをした時に尿が漏れています。

蓄尿量は正常値の範囲
排尿量が250mL、残尿量が60mLであり、問題ありません。

I 排尿日誌のポイント

日中の排尿回数が7回であり、夜間の排尿もないため頻尿ではありません。排尿量は最大350mLであり正常な蓄尿量です。

せきやくしゃみ、大笑いといった腹圧がかかる時に尿失禁があるので、腹圧性尿失禁が考えられます。

排尿自立指導に関する診療の計画書

①下部尿路機能障害の症状を有する患者の抽出

＜尿道カテーテル抜去後に下部尿路機能障害が予想される場合＞

尿閉/排尿困難（残尿量100mL以上）	ある　**ない**	「ある」が1つ以上の場合、排尿ケアチームに相談する
尿失禁	**ある**　ない	

＜尿道カテーテル抜去後に下部尿路機能障害がある場合＞

尿道カテーテル抜去日　H29年10月29日		「ある」が1つ以上の場合、排尿日誌と残尿量測定後に、排尿ケアチームに相談する
尿閉	ある　ない	**②下部尿路機能評価のための情報収集**
排尿困難（残尿量100mL以上）	ある　ない	排尿日誌記録日　H29年10月30日
尿失禁	ある　ない	
重度の頻尿（15回以上/日）	ある　ない	平均残尿量　40 mL

尿道留置カテーテル抜去
排尿日誌と残尿量をアセスメントしてみよう

排尿回数	7回（昼間　7回 / 夜間　0回）
1日尿量	1,600mL
・昼間	排尿量 1,600mL ＋尿失禁 α g(mL) ＝1,600mL+ α
・夜間	排尿量　0mL ＋尿失禁　0g(mL) ＝　0mL
残尿量	40mL（※複数回測定の平均値）
平均1回排尿量	229mL
排尿間隔	昼間 2 時間～ 4 時間

※尿失禁量は、1g ＝ 1mL に換算した

II 対象者の抽出のポイント

本事例は術前から腹圧性尿失禁があり、尿道留置カテーテル抜去後も尿失禁の可能性があるため、術前から排尿ケアチームへ依頼しています。また、BMI〔31.1kg/m^2（身長150cm、体重70kgから算出）〕や、出産経験（3人）からも、腹圧性尿失禁のリスクは高い状態であると言えます。

また、変形性膝関節症の手術後は、痛みや膝の可動性の制限もあるためトイレ動作にも時間がかかり、トイレに間にあわない可能性もあります。

③-1. 下部尿路機能障害の評価

スコア		0	1	2
排尿自立度	移乗・移動	自立	一部介助	ほとんど介助
	トイレ動作	自立	一部介助	ほとんど介助
	収尿器の使用	なし/自己管理	一部介助	ほとんど介助
	パッド・おむつの使用	なし/自己管理	一部介助	ほとんど介助
	カテーテルの使用	なし/自己導尿	導尿（要介助）	尿道留置カテーテル
下部尿路機能	尿意の自覚	あり	一部なし	ほとんどなし
	尿失禁	なし	一部失禁	ほとんど失禁
	24時間排尿回数（/日）	～7回	8～14回	15回～
	平均1回排尿量（mL）	200mL～	100～199mL	～99mL
	残尿量（mL）	～49mL	50～199mL	200mL～

排尿自立度（ 2 ）点 + 下部尿路機能（ 1 ）点 = 合計（ 3 ）点

III

下部尿路機能障害の評価のポイント

尿失禁があるため排尿ケアチームが介入しています。日中の排尿回数は7回で夜間の排尿はありません。排尿量も1,600mLであり、正常範囲内です。

平均1回排尿量も229mLであり、正常な成人の最大膀胱容量は300～500mL程度と言われているため、尿の溜めすぎの問題もありません。排尿間隔は2～4時間であり、尿量から見ても問題ありません[1)]。

排尿自立度は一部介助が移乗・移動とパッド・おむつの使用の項にあります。また、下部尿路機能の項では一部失禁があります。

排尿自立に向けた計画策定

排尿ケアアセスメント

3度の出産経験がある。これまでも腹圧性尿失禁があり、尿道留置カテーテル抜去後は尿失禁の可能性が高い。

排尿日誌のつけ方や骨盤底筋訓練、体重コントロールや便秘等の改善について術前から指導する必要がある。

トイレの移動に介助が必要なことや、尿失禁があるため尿取りパッドの取り換えが必要である。そのためPTとOTの機能評価と指導が必要である。

膝の痛みや可動域を理解し、患者が移動しやすい状態や尿取りパッドの交換方法を多職種で共有することが大切である。

③-2. 排尿自立に向けた計画策定

包括的排尿ケアのマトリックス

	項目		計画
看護計画	排尿自立		排尿用具の工夫　排尿しやすい姿勢の工夫　衣類の工夫 トイレ環境の工夫　移動・排尿意欲 への支援　寝具の素材の工夫
	下部尿路機能	頻尿・尿失禁	生活指導　膀胱訓練　骨盤底筋訓練
		尿閉/排尿困難	間欠導尿　自己導尿/間欠式バルーンカテーテル
		尿意の問題	排尿誘導 超音波補助下排尿誘導法
リハビリテーション			運動機能訓練（関節可動域拡大、座位保持、排泄に関する動作訓練） 動作に合わせた補助用具の選択・環境整備　介助方法の工夫
薬物療法			排尿機能へ影響を与える薬剤の検討　適切な薬剤の選択と処方 有熱性尿路感染症への抗菌薬の処方
泌尿器科による精査・治療			画像検査　尿流動態検査

Ⅳ 効果の評価と連携のポイント

排尿自立に向けた計画算定に示したように排尿しやすい姿勢、衣類、トイレ環境を工夫し、支援することが必要です。変形性膝関節症の手術後は人工関節となり可動域に制限があるため、これらの工夫や支援は排尿自立に不可欠だと言えます。

また、退院後の生活も考え、自宅のトイレを見直しましょう。具体的には「洋式トイレであるか」「立ち上がり時の便座の高さはどうか」などの環境整備が必要です。

腹圧性尿失禁には体重管理も必要です。管理栄養士が食事づくりや食生活について本人やその家族に指導することも効果的です。骨盤底筋訓練は継続して行うことが重要なため、家族にも指導を行い、継続できる方法を具体的に示すとよいでしょう。その時はPTだけでなく、病棟看護師も参加し、入院中から習慣化することも効果的です。さらに退院後の外来時にも骨盤底筋体操を行っているか確認すると、その後の継続にも繋がるため、外来看護師とも情報を共有し、多職種が連携した指導をめざしましょう。

退院後は、外来看護師と連携し指導を行います。尿失禁に対する薬物療法や手術療法の適応については、泌尿器科専門医と相談するとよいでしょう。

文献

1）穴澤貞夫，後藤百万，他編：排泄リハビリテーション　理論と臨床．排尿機能の整理　石塚修，西澤理編，p46-50，2009．

第3章 ③外科

認知症患者における術後に尿失禁をきたした事例

基本情報

- **80歳代、女性** ・**身長148cm、体重55kg**
- **胆石が原因の急性胆のう炎で入院。腹腔鏡下胆のう摘出術を行い尿道カテーテル留置となった**
- **既往歴：認知症がある。長谷川式認知症スケール（HDS-R）で15点（30点満点中20点以下は認知症）**
- **入院前のADL：自立（物忘れが多く、したことをすぐに忘れる）**
- **入院前の排尿回数：不明（夜1回以上）**
- **入院前の尿失禁：あり〔履くタイプのおむつ（リハビリパンツ）を使用している〕。自分で交換できるが周囲がかたづけている**

経過

- 術後1日目で尿道カテーテルを抜去した。術後せん妄が出現し不穏状態になった。排尿は放尿またはおむつ内での尿失禁のため、排尿ケアチームが介入した。
- おむつ内の尿失禁量を測定し、排尿日誌をつけて残尿測定を行った。

排尿自立度と下部尿路機能

- 術前より尿失禁があるが、下部尿路機能障害からの尿失禁か認知症による機能性尿失禁かの判断ができない。排尿回数などもわからないため、看護師の観察がポイントになる。
- 機能性尿失禁のみか、過活動膀胱がないか等、観察し情報を得ていく。

排尿日誌（Bladder diary）

5月　1日（火）

起床時間：(午前)・午後 7時 00分
就寝時間：午前・(午後) 22時 00分

メモ その日の体調など気づいたことなどがあれば記載してください。

	時間	排尿（○印）	尿量（mL）	漏れ（○印）		残尿量（mL）
	時から翌日の　時までの分をこの一枚に記載してください					
1	7 時 00分	○	100mL	○50g	誘導	50mL
2	8 時 00分	○	40mL			
3	9 時 00分		100mL	○		
4	12 時 00分	○	100mL	○50g		30mL
5	13 時 00分		mL		トイレに行くが排尿なし	
6	14 時 00分	○	100mL		おやつ作りに夢中になる	
7	17 時 00分	○	150mL	○20g		
8	18 時 00分		mL		トイレに行くが排尿なし	
9	19 時 00分		150mL			
10	21 時 00分		150mL			50mL
11	0 時 00分		150mL	○50g		
12	3 時 00分		mL			
13	4 時 00分		mL		トイレに行くが排尿なし	
	計	13 回	1,040mL	170g		

翌日 5 月 2 日の起床時間：(午前)・午後 7 時 00 分

I

排尿日誌のポイント

排尿日誌から100～150mL以上蓄尿した時に尿失禁すると読みとれます。このことから、膀胱容量が少ないことと過活動膀胱の可能性が考えられます。もともと尿失禁があり、高齢女性であること、BMI〔25.1kg/m²（身長148cm、体重55kgから算出）〕が高いことから骨盤底筋群の脆弱による切迫性尿失禁であると考えられます。認知症があるものの、履くタイプのおむつを使用していることからも尿失禁の自覚はあると考えられます。

「トイレに行くが排尿なし」が複数回あり、尿失禁したくないという思いから尿意がなくてもトイレに行く心因性頻尿の可能性も否定できません。また、4時に「トイレに行くが排尿なし」については、尿意ではなく目が覚めたからトイレに行ったとも解釈できます。

残尿はそれぞれ50mL以下のため問題ないと考えます。

排尿自立指導に関する診療の計画書

①下部尿路機能障害の症状を有する患者の抽出

<尿道カテーテル抜去後に下部尿路機能障害が予想される場合>

尿閉/排尿困難（残尿量100mL以上）	ある　ない	「ある」が1つ以上の場合、排尿ケアチームに相談する
尿失禁	ある　ない	

<尿道カテーテル抜去後に下部尿路機能障害がある場合>

尿道カテーテル抜去日　H30年4月30日		「ある」が1つ以上の場合、排尿日誌と残尿量測定後に、排尿ケアチームに相談する
尿閉	ある　(ない)	②下部尿路機能評価のための情報収集
排尿困難（残尿量100mL以上）	ある　(ない)	
尿失禁	(ある)　ない	排尿日誌記録日　H30年5月1日
重度の頻尿（15回以上/日）	ある　(ない)	平均残尿量　43 mL

尿道留置カテーテル抜去
排尿日誌と残尿量をアセスメントしてみよう

排尿回数	13回（昼間 10回 / 夜間 3回）
1日尿量	1,210mL
・昼間	排尿量 890mL ＋尿漏れ 120 g(mL) =1,010mL
・夜間	排尿量 150mL ＋尿漏れ 50 g(mL) = 200mL
残尿量	43mL（※複数回測定の平均値）
平均1回排尿量	93mL
排尿間隔	昼間 1 ～ 3 時間

※尿漏れ量は、1g = 1mL に換算した

II 対象者の抽出のポイント

術前から認知症と尿失禁があったため、今回の手術で排尿機能に変化をもたらした可能性はかなり低いと考えられます。さらに、術後1日でカテーテル抜去したことから、術前の排尿状況に早く戻れると予測できます。術前から履くタイプのおむつを使用しており、ADL自立の状態であるため、そのほかに生活上の問題が発生していないか、何か困っていることがないかについても考えていきましょう。

排尿ケアチームの介入により過活動膀胱と機能性尿失禁の可能性があることが明らかになった点は、確かな収穫と言えます。

③-1. 下部尿路機能障害の評価

スコア		0	1	2
排尿自立度	移乗・移動	自立	一部介助	ほとんど介助
	トイレ動作	自立	一部介助	ほとんど介助
	収尿器の使用	なし/自己管理	一部介助	ほとんど介助
	パッド・おむつの使用	なし/自己管理	一部介助	ほとんど介助
	カテーテルの使用	なし/自己導尿	導尿（要介助）	尿道留置カテーテル
下部尿路機能	尿意の自覚	あり	一部なし	ほとんどなし
	尿失禁	なし	一部失禁	ほとんど失禁
	24時間排尿回数（/日）	～7回	8～14回	15回～
	平均1回排尿量（mL）	200mL～	100～199mL	～99mL
	残尿量（mL）	～49mL	50～199mL	200mL～

排尿自立度（ 2 ）点＋下部尿路機能（ 4 ）点＝合計（ 6 ）点

III

下部尿路機能障害の評価のポイント

移乗・移動は自立でトイレまで移動しているため『0点 自立』となります。トイレ動作は看護師が見守りで行っているため『1点 一部介助』となります。また、おむつの片付けができないためパッド・おむつの使用は『1点 一部介助』になります。

平均1回排尿量は、1日排尿量1,040mL＋尿漏れ170gを排尿回数13回で割り、約93mLとなるため『2点 ～99mL』です。

※本事例においては、平均1回排尿量を「(1日排尿量＋尿漏れ量) ÷ 排尿回数」で算出しています。

排尿自立に向けた計画策定

排尿ケアアセスメント

認知症のためトイレに行ったことを忘れ、再びトイレに行くという行動をくり返していると考えられる。昼から約3時間おやつ作りをした時は、トイレをがまんできている。

排尿のタイミングに合わせて誘導を行い、尿意を見せるような動作がないか観察していく。尿意とともに排尿し、排尿日誌をつけて残尿測定を行う。尿失禁があればパッドの選択等を行う。

排尿回数だけ見れば、1日13回の排尿は多すぎる。頻尿の原因として心因性頻尿のほか、膀胱炎や過活動膀胱なども疑う。

80歳の女性であり骨盤底筋群の脆弱の可能性がある。

尿失禁は150mL以上の蓄尿した時に発生しているため、膀胱容量が少ないこと、骨盤底筋群の脆弱による切迫性尿失禁や腹圧性尿失禁であることが考えられる。

③-2. 排尿自立に向けた計画策定

包括的排尿ケアのマトリックス

	項目		計画
看護計画	排尿自立		排尿用具の工夫　排尿しやすい姿勢の工夫　衣類の工夫 トイレ環境の工夫　移動・排尿意欲への支援　寝具の素材の工夫
	下部尿路機能	頻尿・尿失禁	生活指導　膀胱訓練　骨盤底筋訓練
		尿閉/排尿困難	間欠導尿　自己導尿/間欠式バルーンカテーテル
		尿意の問題	排尿誘導 超音波補助下排尿誘導法
リハビリテーション			運動機能訓練（関節可動域拡大、座位保持、排泄に関する動作訓練） 動作に合わせた補助用具の選択・環境整備　介助方法の工夫
薬物療法			排尿機能へ影響を与える薬剤の検討　適切な薬剤の選択と処方 有熱性尿路感染症への抗菌薬の処方
泌尿器科による精査・治療			画像検査　尿流動態検査

IV

効果の評価と連携のポイント

排尿用具に工夫については、今は履くタイプのおむつを使用していますが、尿失禁が数回あることから交換が困難になることが考えられます。尿失禁量が少ないのでQOLを向上させるためにも、手軽に交換できる尿取りパッドへの変更を検討しましょう。OTと連携し、用具選択と使用訓練が望まれます。

膀胱容量の低下と切迫性尿失禁に対しては、薬物を使用することによって改善も期待できます。骨盤底筋群の脆弱に対しては、認知症があるため骨盤底筋訓練の内容を記憶しづらいことも予想され、高い効果は望めないと考えます。

放尿については、排尿のサインを見つけ排尿誘導を行います。また、トイレまでの導線を引くことやポータブルトイレの設置も1つの選択肢となります。

さらに、日中の活動を増やし、本人が興味を持つ活動を取り入れて、生活のリズムを整え、タイミングよく排尿誘導を行いましょう。PTやOTと連携していくことも大切です。

第3章
④外科

膀胱がん経尿道的手術後に頻尿、尿失禁をきたした事例

基本情報

- **60歳代、男性**
- **身長160cm、体重65kg**
- **表在性膀胱がんで経尿道的膀胱腫瘍切除術（TUR-Bt）目的で入院**
- **既往歴：高血圧、心房細動、前立線肥大症**
- **内服薬：アムロジピンベシル酸塩、リバーロキサバン、タムスロシン塩酸塩、コハク酸ソリフェナシン**
- **入院前のADL：自立（認知機能障害なし）**
- **入院前の排尿回数：入院前6回（昼5回、夜1回）**
- **入院前の尿失禁：なし、頻尿と尿意切迫感あり**

経過

- 前立腺肥大症のため9年間内服治療をしている。急性尿閉となり膀胱留置カテーテル挿入の経験がある。リバーロキサバン内服中で、循環器科のコンサルトの後、手術となった。
- 入院前の状況は、前立腺52g、1日飲水量は1,500～2,000mL程度である。
- カテーテル抜去後に頻尿と尿失禁があり、排尿ケアチームが介入した。

排尿日誌（Bladder diary）

10月　2日（月）

起床時間：(午前)・午後　6時00分
就寝時間：午前・(午後)22時00分

メモ　その日の体調など気づいたことなどがあれば記載してください。
術後

	時間	排尿（○印）	尿量（mL）	漏れ（○印）	尿失禁量（g）	残尿量（mL）	導尿量（mL）
	時から翌日の　時までの分をこの一枚に記載してください						
1	6時00分	○	200mL				
2	8時00分	○	120mL				
3	9時00分	○	130mL				
4	11時00分	○	120mL			60mL	
5	12時00分	○	120mL				
6	14時00分	○	150mL				
7	15時00分	○	140mL				
8	16時00分	○	170mL			36mL	
9	18時00分	○	250mL	○			
10	21時30分	○	200mL				
11	1時00分	○	300mL	○			
12	4時00分	○	200mL				
13	5時30分	○	200mL				
	計	13回	2,300mL	2回			

Ⅰ 排尿日誌のポイント

1日排尿量は2,300mL、1回排尿量は120～300mL（平均177mL）であり、1回排尿量がやや少ないですがおおむね問題ありません。排尿回数は13回で、うち夜間排尿も3回あり頻尿です。昼夜問わず、さらに活動に関係なく、250mL以上の蓄尿時に尿失禁が起きています。これらのことから過活動膀胱と切迫性尿失禁があると考えられます。

排尿自立指導に関する診療の計画書

①下部尿路機能障害の症状を有する患者の抽出

<尿道カテーテル抜去後に下部尿路機能障害が予想される場合>

尿閉/排尿困難（残尿量100mL以上）	ある　ない	「ある」が1つ以上の場合、排尿ケアチームに相談する
尿失禁	ある　ない	

<尿道カテーテル抜去後に下部尿路機能障害がある場合>

尿道カテーテル抜去日　H29年10月1日		「ある」が1つ以上の場合、排尿日誌と残尿量測定後に、排尿ケアチームに相談する
尿閉	ある　(ない)	**②下部尿路機能評価のための情報収集**
排尿困難（残尿量100mL以上）	ある　(ない)	
尿失禁	(ある)　ない	排尿日誌記録日　H29年10月2日
重度の頻尿（15回以上/日）	ある　(ない)	平均残尿量　48 mL

尿閉のエピソードと過活動膀胱があり、入院前より内服しているため、カテーテル抜去後に尿閉と切迫性尿失禁が予想されるケース
術前に計画を立てて介入することもできる

尿道留置カテーテル抜去
排尿日誌と残尿量をアセスメントしてみよう

排尿回数	13回（昼間　10回 / 夜間　3回）
1日尿量	2,300 mL
・昼間	排尿量　1,600 mL
・夜間	排尿量　700 mL
残尿量	48 mL（※複数回測定の平均値）
最大膀胱容量	300 mL
平均1回排尿量	177 mL
排尿間隔	昼間1～2時間半、夜間1時間半～3時間

II
対象者の抽出のポイント

手術前は、尿失禁はないものの切迫感を訴えています。前立線肥大症の過活動膀胱があるため入院前から服薬しています。このことから一時的な症状の悪化が考えられます。

経尿道的膀胱腫瘍切除術では電気メスで膀胱腫瘍を切除したり止血凝固を行うため、術後は膀胱刺激症状が強く頻尿になりやすいことも理解のポイントです。

事前に国際前立腺スコア（IPSS）や過活動膀胱症状質問票（OABSS）などの問診票による評価や、尿流動態検査などで評価することも必要でしょう。

また、感染と排尿障害を除外するため、尿検査、残尿測定を行い経過を見ていく必要があります。

③-1. 下部尿路機能障害の評価

スコア		0	1	2
排尿自立度	移乗・移動	自立	一部介助	ほとんど介助
	トイレ動作	自立	一部介助	ほとんど介助
	収尿器の使用	なし/自己管理	一部介助	ほとんど介助
	パッド・おむつの使用	なし/自己管理	一部介助	ほとんど介助
	カテーテルの使用	なし/自己導尿	導尿（要介助）	尿道留置カテーテル
下部尿路機能	尿意の自覚	あり	一部なし	ほとんどなし
	尿失禁	なし	一部失禁	ほとんど失禁
	24時間排尿回数（/日）	～7回	8～14回	15回～
	平均1回排尿量（mL）	200mL～	100～199mL	～99mL
	残尿量（mL）	～49mL	50～199mL	200mL～

排尿自立度（ 0 ）点＋下部尿路機能（ 3 ）点＝合計（ 3 ）点

Ⅲ 下部尿路機能障害の評価のポイント

すべてのADLが自立しており、パッドの使用もないため排尿自立度は『0点 自立』、『0点 なし/自己管理』です。

下部尿路機能は、尿意の自覚は『0点 あり』、尿失禁は複数回あり『1点 一部失禁』、排尿回数は13/日で『1点 8～14回』、平均1回排尿量は177mLであり『1点 100～199mL』、残尿量は『0点 ～49mL』です。

したがって排尿自立度0点＋下部尿路機能3点＝合計3点となります。

排尿自立に向けた計画策定

排尿ケアアセスメント

手術の翌日にカテーテル抜去した。頻尿、切迫感があり、術後の膀胱刺激症状により過活動膀胱の症状が強くなり切迫性尿失禁を起こしていると考えられる。

また、術後スケールを見ると1～2度の血尿が続いており、膀胱タンポナーデ予防のため、飲水量は1,500～2,000mLとなる。

パッドの選定や管理について説明し、回復までの生活を快適に過ごせるようにする。さらに、術後出血による排尿障害予防のための生活指導も行う。

③-2. 排尿自立に向けた計画策定

包括的排尿ケアのマトリックス

	項目		計画
看護計画	排尿自立		排尿用具の工夫　排尿しやすい姿勢の工夫　衣類の工夫 トイレ環境の工夫　移動・排尿意欲への支援　寝具の素材の工夫
	下部尿路機能	頻尿・尿失禁	生活指導　膀胱訓練　骨盤底筋訓練
		尿閉/排尿困難	間欠導尿　自己導尿/間欠式バルーンカテーテル
		尿意の問題	排尿誘導 超音波補助下排尿誘導法
リハビリテーション			運動機能訓練（関節可動域拡大、座位保持、排泄に関する動作訓練） 動作に合わせた補助用具の選択・環境整備　介助方法の工夫
薬物療法			排尿機能へ影響を与える薬剤の検討　適切な薬剤の選択と処方 有熱性尿路感染症への抗菌薬の処方
泌尿器科による精査・治療			画像検査　尿流動態検査

IV

効果の評価と連携のポイント

本事例は前立腺肥大症で服薬管理中であり、尿閉のエピソードがあることから、膀胱留置カテーテル抜去後は、排尿障害のリスクが考えられ、一時的な排尿困難、尿閉の可能性があります。また、過活動膀胱で内服しており、切迫性尿失禁の可能性も考えられます。計画的にカテーテルの抜去と排尿管理を行ってもよい事例であると言えます。

過活動膀胱に対し、服薬の再開に加えて可能であれば骨盤底筋体操や膀胱訓練の指導を行いたいところですが、抗凝固薬を服用しており、後出血のリスクもあるため、実際の訓練の開始は慎重に検討しましょう。また、生活指導をしていく必要もあります。

第3章
⑤外科

直腸がん術後に排尿障害をきたした事例

基本情報

- 80歳代、女性
- 身長140cm、体重52kg
- 直腸がん、腹腔鏡下腹会陰式直腸切断術（マイルズ手術）のため入院。リンパ郭清なし
- 既往歴：高血圧、子宮脱（全摘）、過活動膀胱、認知症がある
- 認知症：認知症高齢者の日常生活自立度Ⅲa
- 内服薬：ニフェジピン、ミラベグロン
- 入院前のADL：自立
- 家族：夫（85歳）との二人暮らし
- 入院前の排尿回数：14回(昼11回、夜3回)
- 入院前の尿失禁：なし

経過

▶入院当日、全身麻酔下で腹腔鏡下腹会陰式直腸切断術を行った（リンパ郭清なし）。その後、尿道カテーテル留置となった。

▶入院前から頻尿がありベタニス服薬中であった。

排尿自立度と下部尿路機能

▶自力で起き上がりができずベッドの頭部を挙上する必要がある。車椅子への移乗は見守りが必要である。

▶トイレは立位が不安定なため、着衣の上げ下ろしを介助する。

▶安心のために尿失禁用パッドを使用している。交換は自分で行うが、汚染したパッドは看護師が廃棄する。

排尿日誌（Bladder diary）

月　　日（　）

起床時間：午前・午後＿＿時＿＿分

就寝時間：午前・午後＿＿時＿＿分

メモ　その日の体調など気づいたことなどがあれば記載してください。

	時間	排尿(○印)	尿量(mL)	漏れ(○印)	尿失禁量(g)	残尿量(mL)	導尿量(mL)
	時から翌日の　時までの分をこの一枚に記載してください						
1	時　分		mL				
2	時　分		mL				
3	時　分		mL				
4	時　分		mL				
5	時　分		mL				
6	時　分		mL				
7	時　分		mL				
8	時　分		mL				
9	時　分		mL				
10	時　分		mL				
	計	回	mL				

本事例は排尿日誌がないため空欄としています

Ⅰ 排尿日誌のポイント

本事例は手術前の排尿日誌がありません。また、カテーテル抜去前からの介入のため抜去後の排尿日誌もありません。

入院前、または術前の排尿日誌があれば、これまでの排尿についてアセスメントができ、術後の状況との比較がしやすくなると言えます。

排尿自立指導に関する診療の計画書

①下部尿路機能障害の症状を有する患者の抽出

<尿道カテーテル抜去後に下部尿路機能障害が予想される場合>

尿閉/排尿困難（残尿量100mL以上）	ある（○） ない	「ある」が1つ以上の場合、排尿ケアチームに相談する
尿失禁	ある（○） ない	

<尿道カテーテル抜去後に下部尿路機能障害がある場合>

尿道カテーテル抜去日　・　・		「ある」が1つ以上の場合、排尿日誌と残尿量測定後に、排尿ケアチームに相談する
尿閉	ある　ない	**②下部尿路機能評価のための情報収集**
排尿困難（残尿量100mL以上）	ある　ない	排尿日誌記録日　・　・
尿失禁	ある　ない	
重度の頻尿（15回以上/日）	ある　ない	残尿量　mL

II

対象者の抽出のポイント

マイルズ手術後は排尿障害をきたすことが多く、神経温存であってもそのリスクがあるため、カテーテル抜去前からの介入が有効であると考えられます。入院前は、尿意切迫感、頻尿があり、過活動膀胱の診断でミラベグロンを内服しています。安心のために尿パッドを使用していますが失禁はありません。

術前は尿失禁はないものの、過活動膀胱治療薬のミラベグロンを服用しており、安心のためにパッドを使用しているという内容から、過活動膀胱であることがわかります。

しかし、本事例では子宮全摘をしていることが原因で排尿障害になった可能性もあります。術後の創痛により体動が困難になっていることから、排尿動作への介助も必要で、転倒のリスクにも注意しましょう。また術前に排尿日誌をつけることや、残尿測定を行うなどのアセスメントも大切です。

③-1. 下部尿路機能障害の評価

スコア		0	1	2
排尿自立度	移乗・移動	自立	一部介助	ほとんど介助
	トイレ動作	自立	一部介助	ほとんど介助
	収尿器の使用	なし/自己管理	一部介助	ほとんど介助
	パッド・おむつの使用	なし/自己管理	一部介助	ほとんど介助
	カテーテルの使用	なし/自己導尿	導尿（要介助）	尿道留置カテーテル
下部尿路機能	尿意の自覚	あり	一部なし	ほとんどなし
	尿失禁	なし	一部失禁	ほとんど失禁
	24時間排尿回数（/日）	～7回	8～14回	15回～
	平均1回排尿量（mL）	200mL～	100～199mL	～99mL
	残尿量（mL）	～49mL	50～199mL	200mL～

排尿自立度（ 5 ）点 + 下部尿路機能（ ー ）点 = 合計（ 5 ）点

抜去前のため記入なし

III 下部尿路機能障害の評価のポイント

排尿自立度について、移乗・移動は「自己で起き上がりができずベッドの頭部を挙上する。車椅子への移乗は見守りである」ため『1点 一部介助』、トイレ動作は「立位が不安定なため、着衣の上げ下ろしは介助する」ため『1点 一部介助』、収尿器の使用は『0点 なし／自己管理』。パッド・おむつの使用は、安心のためと尿失禁用パッドを使用し、交換は自己で行うが汚染したパッドは看護師が廃棄していることから『1点 一部介助』です。また『2点 尿道留置カテーテル』を使用しています。

排尿自立に向けた計画策定

排尿ケアアセスメント

リンパ郭清の予定はなく神経損傷による尿排出障害のリスクは少ないが、マイルズ手術の術後は一過性ではあるが尿排出障害を起こす可能性がある。

子宮全摘の既往歴があり、断定できないものの術前の頻尿の状況を見ると、以前から尿排出障害があった可能性があるため残尿量に注意していく。

膀胱留置カテーテル抜去前から、飲水量と可能であれば点滴の時間帯の調整、尿量をコントロールしていく。

残尿量に応じて間欠導尿を検討する。「尿道カテーテル抜去パス」（p.20参照）の残尿に基づく導尿スケールに合わせて調整する。

③-2. 排尿自立に向けた計画策定

包括的排尿ケアのマトリックス

	項目		計画
看護計画	排尿自立		排尿用具の工夫　排尿しやすい姿勢の工夫　衣類の工夫 トイレ環境の工夫　移動　排尿意欲 への支援　寝具の素材の工夫
	下部尿路機能	頻尿・尿失禁	生活指導　膀胱訓練　骨盤底筋訓練
		尿閉/排尿困難	間欠導尿　自己導尿/間欠式バルーンカテーテル
		尿意の問題	排尿誘導 超音波補助下排尿誘導法
リハビリテーション			運動機能訓練（関節可動域拡大、座位保持、排泄に関する動作訓練） 動作に合わせた補助用具の選択・環境整備　介助方法の工夫
薬物療法			排尿機能へ影響を与える薬剤の検討　適切な薬剤の選択と処方 有熱性尿路感染症への抗菌薬の処方
泌尿器科による精査・治療			画像検査　尿流動態検査

IV

効果の評価と連携のポイント

排尿障害の可能性を考えて、術前からの関わりが有効であると言えます。

排尿障害の管理については、各施設での基準があると思いますが、本事例では残尿量に応じたスケールを使用して対応しています。

マイルズ手術後はストーマの受容・管理をしなければならず、排尿障害のケアの受け入れが進まないことも考えられます。医療者側で管理しつつ、患者の反応に応じて指導を行う配慮が必要です。場合によっては、家族などによる間欠導尿での退院も検討しますが、家族であっても排泄の管理は当たり前にできるものではありません。訪問看護などの介入も念頭に退院に向けたケアプランを検討していく必要があります。

可逆性の排尿障害であれば、数カ月かけてゆっくり改善していきます。

つまり、入院中にすべての経過を見ることは難しく、退院後のフォロー期間が長くなるため、患者やその家族に十分に説明し、間欠（自己）導尿が中断されることがないようにすることが大切です。外来、訪問診療、訪問看護など退院後に関わる職種との連携も重要になります。

前立腺がん術後に頻尿、尿失禁をきたした事例

基本情報

- **70歳代、男性**
- **身長158cm、体重70kg**
- **前立腺がんの手術（根治的前立腺摘除術）のため入院**
- **既往歴：高血圧**
- **内服薬：アムロジピンベシル酸塩**
- **入院前のADL：自立（認知機能障害なし）**
- **入院前の排尿回数：10回（昼8回、夜2回）**
- **入院前の尿失禁：あり**

経過

▶前立腺がんと診断され、手術を受けるため入院した。
▶入院前の状況は、1日飲水量が1,000mL前後、排尿回数が10回（昼8回、夜2回）。
▶術後4日目で膀胱造影の結果、カテーテル抜去となった。頻尿及び体動時に尿失禁が出現している。
▶平均残尿量が38mLである。

排尿日誌（Bladder diary）

6月10日（日）

起床時間：(午前)・午後 6 時 00 分
就寝時間：午前・(午後) 22 時 00 分

メモ その日の体調など気づいたことなどがあれば記載してください。

6：00　カテーテル抜去

	時間	排尿（○印）	尿量（mL）	漏れ（○印）	尿失禁量（g）	残尿量（mL）	導尿量（mL）
	時から翌日の		時までの分をこの一枚に記載してください				
1	6 時 30分	○	50mL				
2	7 時 30分	○	120mL	○	30 g		
3	9 時 00分	○	170mL		20 g	38mL	
4	10 時 00分	○	70mL				
5	12 時 00分	○	120mL				
6	13 時 30分	○	150mL	○	20 g		
7	14 時 30分	○	100mL				
8	15 時 30分	○	210mL	○	30 g		
9	17 時 30分	○	150mL				
10	18 時 30分	○	120mL				
11	20 時 00分	○	180mL				
12	22 時 00分	○	210mL	○	20 g		
13	1 時 00分	○	170mL				
14	4 時 00分	○	250mL	○			
15	6 時 00分	○	300mL	○			
	計	回	2,370mL		120 g		

I 排尿日誌のポイント

尿失禁は、体動時にあり、就寝時は見られていない。切迫感がなく、行った術式と腹圧のかかる体動時に尿失禁があることから、尿道括約筋の機能不全と腹圧性尿失禁であると考えられます。

尿失禁の程度は20～30mLであり高度の尿失禁があると言えます*。

また、1回排尿量は50～300mL（最大尿量300mL）、夜間に2～4時間の間隔で蓄尿できているため、蓄尿機能が保持されていると言えます。このことから尿失禁があることで排尿が頻回になっている可能性も考えられます。

＊1時間パッドテストの判定

2.0g以下…………尿禁制あり
2.1～5.0g…………軽度
5.1～10.0g………中等度
10.1～50.0g……高度
50g以上……………極めて高度

出典：泌尿器科領域の治療標準化に関する研究班：EBMに基づく尿失禁診療ガイドライン．じほう，2004．

排尿自立指導に関する診療の計画書

①下部尿路機能障害の症状を有する患者の抽出

<尿道カテーテル抜去後に下部尿路機能障害が予想される場合>

尿閉/排尿困難（残尿量100mL以上）	ある　ない	「ある」が1つ以上の場合、排尿ケアチームに相談する
尿失禁	ある　ない	

<尿道カテーテル抜去後に下部尿路機能障害がある場合>

尿道カテーテル抜去日　H30年6月8日		「ある」が1つ以上の場合、排尿日誌と残尿量測定後に、排尿ケアチームに相談する
尿閉	ある　(ない)	**②下部尿路機能評価のための情報収集**
排尿困難（残尿量100mL以上）	ある　(ない)	
尿失禁	(ある)　ない	排尿日誌記録日　H30年6月10日
重度の頻尿（15回以上/日）	ある　(ない)	残尿量　38 mL

前立腺がんの術後は腹圧性尿失禁が多いため、尿道留置カテーテル抜去前より関わる必要がある

尿道留置カテーテル抜去
排尿日誌と残尿量をアセスメントしてみよう

排尿回数	15回（昼間　12回 / 夜間　3回）
1日尿量	＞2,490 mL
・昼間	排尿量1,650 mL ＋尿失禁120 g(mL) ＝ 1,770 mL
・夜間	排尿量 ＞720 mL ＋尿失禁　0 g(mL) ＝ ＞720 mL
残尿量	38 mL（※複数回測定の平均値）
最大膀胱容量	300 mL
平均1回排尿量	158 mL
排尿間隔	昼間 1～3時間半、夜間 2～3時間
その他	尿器を用意し、主に夜間使用している

※尿失禁量は、1g ＝ 1mL に換算した

II 対象者の抽出のポイント

根治的前立腺摘除術後の腹圧性尿失禁は2.5～87%の発生率でみられ、個人差はありますがほぼ必発の合併症になります。

術後、少しでも快適に過ごせるように術前から骨盤底筋体操の指導をPTに依頼したり、術後尿失禁を想定した対応策のガイダンスを行うなどの介入をしていく必要があります。

③-1. 下部尿路機能障害の評価

0点は自立!!

スコア		0	1	2
排尿自立度	移乗・移動	自立	一部介助	ほとんど介助
	トイレ動作	自立	一部介助	ほとんど介助
	収尿器の使用	なし/自己管理	一部介助	ほとんど介助
	パッド・おむつの使用	なし/自己管理	一部介助	ほとんど介助
	カテーテルの使用	なし/自己導尿	導尿（要介助）	尿道留置カテーテル
下部尿路機能	尿意の自覚	あり	一部なし	ほとんどなし
	尿失禁	なし	一部失禁	ほとんど失禁
	24時間排尿回数（/日）	～7回	8～14回	15回～
	平均1回排尿量（mL）	200mL～	100～199mL	～99mL
	残尿量（mL）	～49mL	50～199mL	200mL～

排尿自立度（ 0 ）点＋下部尿路機能（ 4 ）点＝合計（ 4 ）点

III

下部尿路機能障害の評価のポイント

すべてのADLが自立しており、パッドの使用を使用していますが排尿自立度は『0点 自立』、『0点 なし/自己管理』です。

下部尿路機能は、尿意の自覚は『0点 あり』、尿失禁は『1点 一部失禁』、排尿回数が15回/日で『2点 15回～』、平均1回尿量は158mLで『1点 100～199mL』、残尿量38mLで『0点 ～49mL』です。したがって排尿自立度0点＋下部尿路機能4点＝合計4点となります。

排尿回数が15回と頻尿ですが、最大300mLの蓄尿ができており、蓄尿機能に問題はありません。膀胱タンポナーデを防ぐために飲水量を増やしているためか、尿量も2,490mLと多めであり、失禁もあるため頻尿となっている可能性が考えられます。

排尿自立に向けた計画策定

排尿ケアアセスメント

術後4日目に膀胱造影の結果から判断しカテーテル抜去となった。

頻尿、切迫感、立ち上がる際の尿失禁がある。術後の腹圧性尿失禁が考えられる。

パッドの選定や骨盤底筋訓練を指導し、症状の消失、または軽減するまでの間もQOLを損なわず快適に過ごせるようにケアしていく必要がある。

③-2. 排尿自立に向けた計画策定

包括的排尿ケアのマトリックス

	項目		計画
看護計画	排尿自立		排尿用具の工夫　排尿しやすい姿勢の工夫　衣類の工夫 トイレ環境の工夫　移動・排尿意欲への支援　寝具の素材の工夫
	下部尿路機能	頻尿・尿失禁	生活指導　膀胱訓練　骨盤底筋訓練
		尿閉/排尿困難	間欠導尿　自己導尿/間欠式バルーンカテーテル
		尿意の問題	排尿誘導 超音波補助下排尿誘導法
リハビリテーション			運動機能訓練（関節可動域拡大、座位保持、排泄に関する動作訓練） 動作に合わせた補助用具の選択・環境整備　介助方法の工夫
薬物療法			排尿機能へ影響を与える薬剤の検討　適切な薬剤の選択と処方 有熱性尿路感染症への抗菌薬の処方
泌尿器科による精査・治療			画像検査　尿流動態検査

パッドを捨てる場所を確認する

IV 効果の評価と連携のポイント

男性患者はパッドの使用経験がない場合が多く、術後のパッド、収尿器の選択や使用方法について指導していきましょう。術後の尿失禁は一時的であれば数カ月、おおよそ1年以内に治まりますが、回復までの期間も患者が快適に過ごせる方法を検討していく必要があります。患者によってはパッドの使用を拒否する場合もあるので、それぞれのライフスタイルに合わせた選択が求められます。

骨盤底筋訓練は術前に指導されていますが、術後再度指導を行い、継続できるように関わります。

また術後は、感染予防や術後の膀胱タンポナーデ予防のために水分を多く取ることになります。それによって頻尿となる場合もあるので飲み過ぎに注意しましょう。筆者の施設では尿の色をみて濃くならないように水分摂取を促しています。

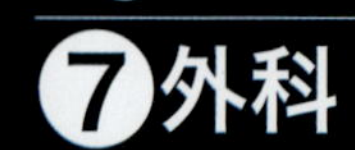

第3章 ⑦外科

人工骨頭置換術後に排尿困難、尿失禁をきたした事例

基本情報

- 80歳代、女性
- 右大腿骨近位部骨折で入院
- 内服薬：なし
- 入院前の排尿回数：6回（昼5回、夜1回）
- 身長140cm、体重40kg
- 既往歴：子宮がん（術後）
- 入院前のADL：自立（認知機能障害なし）
- 入院前の尿失禁：なし

経過

- トイレに行こうとして転倒し救急車で病院へ搬送された。右大腿骨近位部骨折と診断され、手術のため入院となった。
- 入院当日に腰椎麻酔下で右人工骨頭置換術を行い尿道カテーテル留置となった。
- 術後2日目に尿道カテーテルを抜去したが翌日に尿漏れがあったため、病棟看護師が排尿日誌をつけて残尿測定を行った。その後、排尿ケアチームが介入した。

排尿自立度と下部尿路機能

- 患者は尿意があるとナースコールで知らせてくれる。
- 自力で起き上がりができずベッドの頭部を拳上する必要がある。車椅子への移乗は見守りが必要である。
- トイレは立位が不安定なため、着衣の上げ下ろしを介助する。
- リハビリパンツと尿取りパッドを使用している。時折トイレに間に合わず尿失禁がある。交換は自分で行うが、汚染したパッドは看護師が廃棄する。

排尿日誌（Bladder diary）

10月31日（火）

起床時間：(午前)・午後 6時30分
就寝時間：午前・(午後) 9時30分

メモ その日の体調など気づいたことなどがあれば記載してください。

残尿量は超音波残尿測定の値

	時間	排尿（○印）	尿量（mL）	漏れ（○印）	尿失禁量（g）	残尿量（mL）	導尿量（mL）
	10時から翌日の 10時までの分をこの一枚に記載してください						
1	11時40分	○	20mL	○	50g		
2	14時00分	○	30mL	○	60g		
3	17時30分	○	30mL	○	100g		
4	21時00分	○	50mL	○	80g		
5	2時00分	○	40mL	○	140g		
6	6時00分	○	150mL	○	200g	400mL	380mL
7	9時30分	○	50mL				
8	時 分		mL				
9	時 分		mL				
10	時 分		mL				
	計	7回	370mL		630g		380mL

翌日11月1日の起床時間：(午前)・午後 6時30分

I 排尿日誌のポイント

翌日の6時に自排尿と尿漏れが多く、残尿量を測定すると400mLです。2時から6時までの4時間で200gの漏れがありますが、どの時間に出たのか明確ではないものの、自排尿150mL＋残尿量400mL＝膀胱内に550mLの尿を溜めていたことになります。膀胱の最大容量は一般的に500mLであり、この時点で膀胱が過伸展していることが考えられ、導尿を施行しました。

尿道カテーテルを抜去して間もない期間は1日で排尿の状態が変化することがあるため、観察が必要です。

排尿自立指導に関する診療の計画書

①下部尿路機能障害の症状を有する患者の抽出

<尿道カテーテル抜去後に下部尿路機能障害が予想される場合>

尿閉/排尿困難（残尿量100mL以上）	ある　ない	「ある」が1つ以上の場合、排尿ケアチームに相談する
尿失禁	ある　ない	

<尿道カテーテル抜去後に下部尿路機能障害がある場合>

尿道カテーテル抜去日　H29年10月31日		「ある」が1つ以上の場合、排尿日誌と残尿量測定後に、排尿ケアチームに相談する
尿閉	ある　(ない)	
排尿困難（残尿量100mL以上）	(ある)　ない	**②下部尿路機能評価のための情報収集**
尿失禁	(ある)　ない	排尿日誌記録日　H29年10月31日
重度の頻尿（15回以上/日）	ある　(ない)	残尿量　380 mL（導尿）

尿道留置カテーテル抜去
排尿日誌と残尿量をアセスメントしてみよう

排尿回数	7回（昼間　5回 / 夜間　2回）
1日尿量 ・昼間 ・夜間	1,380mL（※排尿量＋尿失禁量＋導尿量） 排尿量 180mL ＋尿失禁 290g(mL) ＝　470mL 排尿量 190mL ＋尿失禁 340g(mL) ＋導尿 380mL ＝ 910mL (66%)
残尿量	380mL（※複数回測定の平均値）
平均1回排尿量	53mL
排尿間隔	

※尿失禁量は、1g ＝ 1mL に換算した

Ⅱ 対象者の抽出のポイント

本事例では、尿道カテーテル抜去後に尿漏れがあったため、排尿ケアチームへ依頼しています。残尿測定を行い、下部尿路機能障害の存在（残尿量 100mL 以上）が明らかになりました。しかし、子宮がんの手術歴があるため、抜去後に下部尿路症状が予測され、排尿困難と尿失禁の両方が該当します。子宮がんの術後のように既往歴に神経因性膀胱の要因となるような疾患等があれば、尿道カテーテル留置前に下部尿路症状がなくても、抜去後に下部尿路症状を起こすことが予想できるため、抜去前から排尿ケアチームの介入を依頼したいと考えます。

③-1. 下部尿路機能障害の評価

	スコア	0	1	2
排尿自立度	移乗・移動	自立	一部介助	ほとんど介助
	トイレ動作	自立	一部介助	ほとんど介助
	収尿器の使用	なし/自己管理	一部介助	ほとんど介助
	パッド・おむつの使用	なし/自己管理	一部介助	ほとんど介助
	カテーテルの使用	なし/自己導尿	導尿（要介助）	尿道留置カテーテル
下部尿路機能	尿意の自覚	あり	一部なし	ほとんどなし
	尿失禁	なし	一部失禁	ほとんど失禁
	24時間排尿回数（/日）	～7回	8～14回	15回～
	平均1回排尿量（mL）	200mL～	100～199mL	～99mL
	残尿量（mL）	～49mL	50～199mL	200mL～

排尿自立度（ 5 ）点 + 下部尿路機能（ 5 ）点 = 合計（ 10 ）点

III 下部尿路機能障害の評価のポイント

移乗・移動は、起き上がりはできませんが、電動ベッドを使用して介助はしておらず、見守りで車椅子にも移乗できているので、監視で移乗ができると判断し『1点 一部介助』となります。

トイレ動作は着衣の上げ下ろしはすべて介助で行っており『2点 ほとんど介助』となります。

パッド・おむつ使用は看護師がパッドの廃棄のみ介助をしているため『1点 一部介助』となります。

排尿日誌から排尿回数7回/日、そのうち6回は尿失禁があるため『1点 一部失禁』となります。平均1回排尿量は、24時間の排尿量370mLを排尿回数7回で割ると、53mLとなるため『2点 ～99mL』です。残尿量は導尿による実測値で380mLとなるため『2点 200mL～』です。

また入院前には、認知機能障害、ADL障害、下部尿路機能障害がないため、排尿自立の改善が見込まれます。

便座からの立ち上がり、脱臼のリスクや股関節の負担軽減、便座の高さなどに配慮した環境整備が必要です。

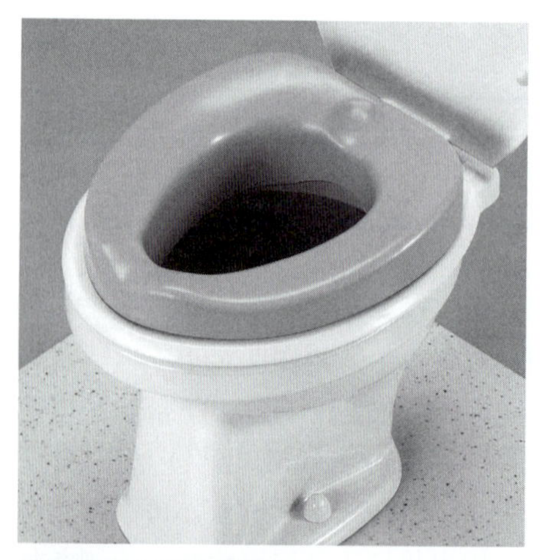

安寿ソフト補高便座
（写真提供：アロン化成株式会社）

排尿自立に向けた計画策定

排尿ケアアセスメント

患者は高齢の女性で既往歴に子宮がん術後があり、神経因性膀胱の疑いがある。入院前は下部尿路症状はなかった。

残尿量が多いため、間欠導尿が必要である。慢性尿閉に伴う溢流性尿失禁の可能性もある。

人工関節置換術によりPT、OTが、股関節の痛みや可動域の評価を行い、トイレ環境や動作方法の検討が必要である。

看護師と情報を共有する。

③-2. 排尿自立に向けた計画策定

包括的排尿ケアのマトリックス

	項目		計画
看護計画	排尿自立		排尿用具の工夫　排尿しやすい姿勢の工夫　衣類の工夫 トイレ環境の工夫　移動・排尿意欲への支援　寝具の素材の工夫
	下部尿路機能	頻尿・尿失禁	生活指導　膀胱訓練　骨盤底筋訓練
		尿閉/排尿困難	間欠導尿　自己導尿/間欠式バルーンカテーテル
		尿意の問題	排尿誘導 超音波補助下排尿誘導法
リハビリテーション			運動機能訓練（関節可動域拡大、座位保持、排泄に関する動作訓練） 動作に合わせた補助用具の選択・環境整備　介助方法の工夫
薬物療法			排尿機能へ影響を与える薬剤の検討　適切な薬剤の選択と処方 有熱性尿路感染症への抗菌薬の処方
泌尿器科による精査・治療			画像検査　尿流動態検査

IV 効果の評価と連携のポイント

間欠導尿：膀胱内に多量の尿を溜めないようにする必要があります。一般的には膀胱内の尿量が400～500mLを超えないように導尿回数を調整するとよいでしょう。また、転倒による大腿骨近位部骨折に加え、間欠導尿という新たな問題が起こったため、それを受け入れるよう、精神的なケアも重要です。

女性の神経因性膀胱に伴う排尿困難に対してはウラピジルの内服が有効な場合もあります。退院後の多職種連携が必要で、これまでの経過や現在の状態、さらに体調不良時には尿閉が発生する可能性があることをしっかりと知らせることが大切です。

第3章 ⑧外科

広汎子宮全摘術を予定されている事例

基本情報

- **60歳代、女性**
- **身長147cm、体重51kg**
- **浸潤性子宮頸がんⅡb期の診断で広汎子宮全摘出術の予定入院**
- **既往歴：高血圧症**
- **内服薬：アムロジピンベシル酸塩**
- **入院前のADL：自立**
- **入院前の排尿回数：8回（昼6回、夜2回）**
- **入院前の尿失禁：なし**

経過

▶広汎子宮全摘出術であり、術後に排尿障害の可能性があるため排尿ケアチームに依頼した。
▶術後2日目で硬膜外カテーテル抜去、膀胱留置カテーテル抜去の予定である。

排尿自立度と下部尿路機能

▶ADLは自立している。
▶夜間頻尿（2回）であるが治療歴はない。
▶尿失禁はなく、おむつ・パッドは使用していない。

排尿日誌（Bladder diary）

3月　2日（木）

起床時間：(午前)・午後　6 時 00 分
就寝時間：午前・(午後) 21 時 30 分

メモ その日の体調など気づいたことなどがあれば記載してください。
手術前の記録

	時間	排尿（○印）	尿量（mL）	漏れ（○印）	尿失禁量（g）	残尿量（mL）	導尿量（mL）
	時から翌日の　時までの分をこの一枚に記載してください						
1	6 時 00分		200mL				
2	9 時 00分		180mL				
3	12 時 00分		150mL				
4	15 時 00分		170mL				
5	18 時 00分		200mL				
6	21 時 00分		300mL				
7	1 時 00分		300mL				
8	3 時 00分		200mL				
9	時　分		mL				
10	時　分		mL				
	計	8 回	1,700mL	なし			

翌日 3 月 3 日の起床時間：午前・(午後) 22 時 00 分

術前

I 排尿日誌のポイント

術前は1日排尿量は1,700mLであり問題ありません。1回排尿量も150～300mLで最大300mL蓄尿できているため蓄尿機能も問題ありません。尿失禁もなく、夜間に排尿が2回あること以外はおおむね排尿機能に問題はないと言えますが、夜間頻尿については飲水量などの生活習慣に関する情報がなく、今後アセスメントしていく必要があります。

術前にも記録があると術後との比較がしやすくなります

排尿自立指導に関する診療の計画書

①下部尿路機能障害の症状を有する患者の抽出

<尿道カテーテル抜去後に下部尿路機能障害が予想される場合>

項目		
尿閉/排尿困難（残尿量100mL以上）	(ある)　ない	「ある」が1つ以上の場合、排尿ケアチームに相談する
尿失禁	ある　(ない)	

<尿道カテーテル抜去後に下部尿路機能障害がある場合>

項目		
尿道カテーテル抜去日　H29年3月1日		「ある」が1つ以上の場合、排尿日誌と残尿量測定後に、排尿ケアチームに相談する
尿閉	ある　ない	**②下部尿路機能評価のための情報収集**
排尿困難（残尿量100mL以上）	ある　ない	排尿日誌記録日　H29年3月2日
尿失禁	ある　ない	残尿量　未測定
重度の頻尿（15回以上/日）	ある　ない	

術前

術前の排尿日誌と残尿量をアセスメントしてみよう

排尿回数	8回（昼間　6回/夜間　2回）
1日尿量	1,700 mL
・昼間	排尿量 1,200 mL
・夜間	排尿量 500 mL
残尿量	未測定　（※複数回測定の平均値）
平均1回排尿量	213 mL
排尿間隔	昼間3時間

II 対象者の抽出のポイント

広汎子宮全摘術後は、程度に違いがあるものの高い確率で排尿障害が起こります。神経温存であっても完全には排尿障害を防ぐことはできません。したがって、術前より普段の排尿状態を確認し、計画的に介入していくことが重要です。

また、排尿障害で入院が長引けば、患者の活動を制限しQOLを低下させることに繋がります。場合によっては間欠自己導尿を導入して退院する可能性も念頭に置き、受け入れのサポートしていく必要があります。

本事例は夜間の排尿が2回あるため、飲水量や内容、時間、浮腫、睡眠状況の確認も大切です。

③-1. 下部尿路機能障害の評価

スコア		0	1	2
排尿自立度	移乗・移動	自立	一部介助	ほとんど介助
	トイレ動作	自立	一部介助	ほとんど介助
	収尿器の使用	なし/自己管理	一部介助	ほとんど介助
	パッド・おむつの使用	なし/自己管理	一部介助	ほとんど介助
	カテーテルの使用	なし/自己導尿	導尿（要介助）	尿道留置カテーテル
下部尿路機能	尿意の自覚	あり	一部なし	ほとんどなし
	尿失禁	なし	一部失禁	ほとんど失禁
	24時間排尿回数（/日）	～7回	8～14回	15回～
	平均1回排尿量（mL）	200mL～	100～199mL	～99mL
	残尿量（mL）	～49mL	50～199mL	200mL～

排尿自立度（ 0 ）点 + 下部尿路機能（ 1 ）点 = 合計（ 1 ）点

III

下部尿路機能障害の評価のポイント

すべてのADLが自立しており、パッドの使用もないため排尿自立度は『0点 自立』、『0点 なし/自己管理』です。

下部尿路機能は、尿意の自覚は『0点 あり』、尿失禁は『0点 なし』、排尿回数が8回/日で『1点 8～14回』、平均1回尿量は『0点 200ml～』、残尿量は『0点 ～49mL』です。したがって排尿自立度0点＋下部尿路機能1点＝合計1点となります。

排尿自立に向けた計画策定

排尿ケアアセスメント

広汎子宮全摘出術ではリンパ郭清も行うため、術後の排尿障害が予想される。

抜去前には1日排尿量が1,500mL程度になるように、できる限り飲水量等を調節する。カテーテル抜去後は4時間ごとに自排尿の確認と残尿測定を行い、残尿量に応じて導尿を施行していく。導尿が続く場合、退院に向けて間欠自己導尿の指導を検討する。

③-2. 排尿自立に向けた計画策定

包括的排尿ケアのマトリックス

	項目		計画
看護計画	排尿自立		排尿用具の工夫　排尿しやすい姿勢の工夫　衣類の工夫 トイレ環境の工夫　移動・排尿意欲 への支援　寝具の素材の工夫
	下部尿路機能	頻尿・尿失禁	生活指導　膀胱訓練　骨盤底筋訓練
		尿閉/排尿困難	間欠導尿　自己導尿/間欠式バルーンカテーテル
		尿意の問題	排尿誘導 超音波補助下排尿誘導法
リハビリテーション			運動機能訓練（関節可動域拡大、座位保持、排泄に関する動作訓練） 動作に合わせた補助用具の選択・環境整備　介助方法の工夫
薬物療法			排尿機能へ影響を与える薬剤の検討　適切な薬剤の選択と処方 有熱性尿路感染症への抗菌薬の処方
泌尿器科による精査・治療			画像検査　尿流動態検査

Ⅳ 効果の評価と連携のポイント

排尿障害の予測に基づき、カテーテル抜去前から計画的に進めることで感染や尿閉などのリスクを減らすための介入は重要です。

間欠自己導尿の導入の検討時期は各施設の判断によると思われますが、術後の入院期間も短縮化されており、スタートの時期を検討する必要があります。

また、間欠自己導尿の指導が患者の生活に沿った実践可能な方法でなければ、QOLを低下させることにも繋がりかねません。術式や程度により異なりますが自己導尿から離脱できるケースも多くあり、本人が正しく自己管理できるように排尿意欲への支援が大切です。広汎子宮全摘術後の排尿障害の患者は、間欠自己導尿の導入でQOLが回復していくと報告されており、術前からの介入についても報告があります。特に本事例の患者のようにADLが自立した患者であれば積極的に指導を進め、外来と連携しフォローアップしていくことが大切です。

第3章
⑨内科

重症肺炎治療中に尿閉をきたした事例

基本情報

- 70歳代、男性
- 肺炎で入院
- 内服薬：糖尿病治療薬
- 入院前の排尿回数：7回（昼6回、夜1回）
- 身長160cm、体重55kg
- 既往歴：糖尿病
- 入院前のADL：自立（認知機能障害なし）
- 入院前の尿失禁：なし

経過

▶数日前から時折38℃を超える発熱があった、呼吸が苦しいような気がすると訴え、当院の高齢総合診療科が診察し重症肺炎と診断。入院となった。
▶ベット上安静で、トイレのみ車椅子で可の指示であった。
▶車椅子でトイレへ行こうとすると、呼吸困難感が強くなり、臥位では尿がでなかった。点滴をしていたため尿量が多く倦怠感も強いため、本人の希望もあり尿道カテーテル留置となった。
▶1週間後に解熱し、呼吸困難感も消失したため尿道留置カテーテル抜去となった。

排尿自立度と下部尿路機能

▶患者は尿意があるとナースコールで知らせてくれる。
▶車椅子への移乗はふらつきがあるため見守りが必要である。
▶トイレは立位が不安定なため、着衣の上げ下ろしを介助する。

排尿日誌（Bladder diary）

10月31日（火）
起床時間：(午前)・午後 6時00分
就寝時間：午前・(午後) 10時00分

メモ その日の体調など気づいたことなどがあれば記載してください。

	時間	排尿（○印）	尿量（mL）	漏れ（○印）	尿失禁量（g）	残尿量（mL）	導尿量（mL）
	時から翌日の　時までの分をこの一枚に記載してください						
1	7時00分		220mL				
2	8時30分		180mL				
3	10時00分		200mL				
4	11時00分		150mL			0 mL	
5	13時00分		200mL				
6	14時00分		150mL				
7	16時00分		220mL				
8	18時30分		240mL				
9	19時00分		160mL				
10	20時30分		180mL				
11	21時15分		150mL			0 mL	
12	22時30分		230mL				
13	23時00分		300mL				
14	2時00分		280mL				
15	5時00分		330mL				
	計	回	3,190mL				

翌日11月1日の起床時間：(午前)・午後 6時00分

I

排尿日誌のポイント

重度の頻尿ですが、尿量（1回の排尿量）は少なくないことがわかります。むしろ、排尿量が300mLを超えることもあるため、膀胱容量の減少はなく、保たれていると言えます。昼間（起きている時間）と夜間（床に就いている時間）に分けて尿量を見ます。6時起床のため1回目の7時から11回目の21時15分までを昼間、12回目の22時30分から15回目の5時までが夜間となります。昼間は排尿回数11回で尿量が2,050mL、夜間は排尿回数が4回で尿量が1,140mLです。夜間の排尿回数が1回以上のため夜間頻尿であり、夜間の尿量が1日の尿量の33.3%を超えているため夜間多尿となります。

頻尿は排尿困難が原因の場合もありますが、本事例では0mLです。

排尿自立指導に関する診療の計画書

①下部尿路機能障害の症状を有する患者の抽出

<尿道カテーテル抜去後に下部尿路症状が予想される場合>

尿閉/排尿困難（残尿量100mL以上）	ある　ない	「ある」が1つ以上の場合、排尿ケアチームに相談する
尿失禁	ある　ない	

<尿道カテーテル抜去後に下部尿路症状がある場合>

尿道カテーテル抜去日　H29年10月31日		「ある」が1つ以上の場合、排尿日誌と残尿量測定後に、排尿ケアチームに相談する
尿閉	ある　(ない)	**②下部尿路機能評価のための情報収集**
排尿困難（残尿量100mL以上）	ある　(ない)	排尿日誌記録日　H29年10月31日
尿失禁	ある　(ない)	残尿量　0 mL
重度の頻尿（15回以上/日）	(ある)　ない	

尿道留置カテーテル抜去
排尿日誌と残尿量をアセスメントしてみよう

排尿回数	15回（昼間 11回 / 夜間 4回）
1日尿量	3,190mL
・昼間	排尿量 2,050mL ＋尿失禁 0g(mL)＝ 2,050mL
・夜間	排尿量 1,140mL ＋尿失禁 0g(mL)＝1,140(35.7%) mL
残尿量	0mL（※複数回測定の平均値）
平均1回排尿量	213mL
排尿間隔	飲水量を排尿日誌に記載する

35.7%は夜間多尿指数

※尿失禁量は、1g = 1mL に換算した

II 対象者の抽出のポイント

本事例は、尿道カテーテル抜去後に重度の頻尿があり、排尿ケアチームへ依頼しています。頻尿の原因として飲水過多がありそうです。糖尿病や肺炎を伴う口渇があり、飲水量が多くなっているのかもしれません。

また、高齢の男性では診断されていなくても前立腺肥大症の可能性もあると考えられます。抜去前から排尿ケアチームの介入を依頼すべきと考えます。

③-1. 下部尿路機能障害の評価

スコア		0	1	2
排尿自立度	移乗・移動	自立	一部介助	ほとんど介助
	トイレ動作	自立	一部介助	ほとんど介助
	収尿器の使用	なし/自己管理	一部介助	ほとんど介助
	パッド・おむつの使用	なし/自己管理	一部介助	ほとんど介助
	カテーテルの使用	なし/自己導尿	導尿（要介助）	尿道留置カテーテル
下部尿路機能	尿意の自覚	あり	一部なし	ほとんどなし
	尿失禁	なし	一部失禁	ほとんど失禁
	24時間排尿回数（/日）	～7回	8～14回	15回～
	平均1回排尿量（mL）	200mL～	100～199mL	～99mL
	残尿量（mL）	～49mL	50～199mL	200mL～

排尿自立度（ 3 ）点 + 下部尿路機能（ 2 ）点 = 合計（ 5 ）点

III

下部尿路機能障害の評価のポイント

移乗・移動は「車椅子への移乗はふらつきがあるため見守りが必要である」であり、監視で移乗ができるため『1点 一部介助』となります。

トイレ動作は「トイレは立位が不安定なため、着衣の上げ下ろしを介助する」であり、服を下げるかお尻を拭くことを介助で行っているため『2点 ほとんど介助』となります。

排尿回数15回/日です。平均1回排尿量は、24時間の排尿量3,190mLを排尿回数15回で割ると、213mLとなるため『0点 200mL～』です。残尿量は2回測定して0mLのため『0点 ～49mL』です。

入院前には、認知機能障害、ADL障害、下部尿路機能障害がないため、排尿自立の改善が見込まれます。

排尿自立に向けた計画策定

排尿ケアアセスメント

患者は高齢の男性で既往歴に糖尿病があり、神経因性膀胱の疑いがある。入院前は下部尿路症状はなかった。糖尿病や肺炎に伴う口渇があり、飲水過多となっている可能性がある。

排尿日誌から重度の頻尿、夜間頻尿、夜間多尿であることがわかる。

1日尿量の目安は体重の2.5～3%（本ケースでは1,375～1,650mL）程度であるため飲水量を調整する。糖尿病の既往もあるため、内科医等との連携が必要である。

③-2. 排尿自立に向けた計画策定

包括的排尿ケアのマトリックス

<table>
<tr><th colspan="3">項目</th><th>計画</th></tr>
<tr><td rowspan="4">看護計画</td><td colspan="2">排尿自立</td><td>排尿用具の工夫　排尿しやすい姿勢の工夫　衣類の工夫
トイレ環境の工夫　移動・排尿意欲への支援　寝具の素材の工夫</td></tr>
<tr><td rowspan="3">下部尿路機能</td><td>頻尿・尿失禁</td><td>生活指導　膀胱訓練　骨盤底筋訓練</td></tr>
<tr><td>尿閉/排尿困難</td><td>間欠導尿　自己導尿/間欠式バルーンカテーテル</td></tr>
<tr><td>尿意の問題</td><td>排尿誘導
超音波補助下排尿誘導法</td></tr>
<tr><td colspan="3">リハビリテーション</td><td>運動機能訓練（関節可動域拡大、座位保持、排泄に関する動作訓練）
動作に合わせた補助用具の選択・環境整備　介助方法の工夫</td></tr>
<tr><td colspan="3">薬物療法</td><td>排尿機能へ影響を与える薬剤の検討　適切な薬剤の選択と処方
有熱性尿路感染症への抗菌薬の処方</td></tr>
<tr><td colspan="3">泌尿器科による精査・治療</td><td>画像検査　尿流動態検査</td></tr>
</table>

Ⅳ 効果の評価と連携のポイント

排尿用具の工夫：夜間頻尿であまり眠れていないようであれば、夜間のみ尿器を使用することも考えましょう。

衣類、トイレ環境の工夫：自分で着衣の上げ下ろしができるようにゆとりある衣類を身につけるなど、PT や OT と検討しましょう。

生活指導：重症肺炎でベッド上の生活が続き、筋力低下が考えられます。排尿日誌から明らかに尿量が多いことがわかります。そのため、飲水量を把握し、尿量を抑える必要があります。ただ、闇雲に飲水を制限して尿量を減らすのではなく、根拠をもって適切な量を指導する必要があります。1 日に必要な尿量は体重 55kg（55,000g）× 2.5 〜 3 ％ = 1,375mL 〜 1,650mL となります。夜間頻尿による転倒のリスクは高くなっていると考えらるため、重度の頻尿は QOL を著しく低下させます。入院中に頻尿が改善しなかった場合、退院後の外来受診時のフォローも必要です。

PT や OT による運動機能訓練も必要です。

第3章
⑩内科

パーキンソン病の症状悪化に伴い頻尿、尿失禁をきたした事例

基本情報

- 70歳代、男性
- 身長160cm、体重50kg
- 脱水で入院
- 既往歴：パーキンソン病
- 内服薬：レボドパ
- 入院前のADL：シルバーカー歩行（認知機能障害なし）
- 入院前の排尿回数：12回（昼9回、夜3回）
- 入院前の尿失禁：あり

経過

- パーキンソン病のON/OFF現象がある。朝、起床してこないので家族が起こしにいくが覚醒しなかった。救急車で病院に搬送され、検査の結果脱水と診断。入院となった。
- 電解質バランスの不均衡も明らかであり、尿道カテーテル留置となった。
- 入院3日目に電解質バランスが補正され、尿道カテーテルを抜去した。
- 尿道カテーテル抜去前から頻尿と尿失禁があった。抜去後も継続すると予測されたため、排尿日誌をつけて残尿測定を行った。その後、排尿ケアチームが介入した。

排尿自立度と下部尿路機能

- 患者は尿意があるとナースコールを使う。
- 自分の力で起き上がりができずベッドの頭部を挙上する必要がある。車椅子への移乗は、立位保持はできるものの回転動作時に足が前に出ないため、介助する。
- トイレは立位でズボンの上げ下げを行おうとするが、うまく上げ下ろしできないため介助する。
- リハビリパンツと尿取りパッドを使用している。時折トイレに間に合わず尿失禁があり、自分で行おうとしないため看護師が介助する。

排尿日誌（Bladder diary）

11月　1日（水）

起床時間：(午前)・午後　6時00分
就寝時間：午前・(午後)　9時30分

メモ　その日の体調など気づいたことなどがあれば記載してください。

	時間	排尿（○印）	尿量（mL）	漏れ（○印）	尿失禁量（g）	残尿量（mL）	導尿量（mL）
	10時から翌日の　10時までの分をこの一枚に記載してください						
1	10時30分		20mL				
2	11時00分		0mL	○	30 g	40mL	
3	12時30分		20mL	○	40 g		
4	13時30分		50mL	○	20 g		
5	15時00分		60mL	○	40 g		
6	16時00分		50mL	○	30 g	150mL	
7	17時30分		70mL	○	30 g		
8	18時45分		50mL				
9	19時30分		40mL				
10	21時00分		100mL	○	40 g	170mL	
11	22時00分		0mL	○	30 g		
12	23時30分		120mL	○	50 g		
13	2時00分		150mL				
14	4時00分		100mL	○	20 g		
15	6時30分		90mL	○	100 g		
16	8時00分		70mL				
17	9時00分		100mL	○	30 g	120mL	
	計	回	1,090mL		460 g		

翌日11月　2日の起床時間：(午前)・午後　6時00分

I 排尿日誌のポイント

排尿日誌を見ると、重度の頻尿ですが、尿量（1回の排尿量）が少ないことがわかります。1回の排尿量は100mL前後が多く、なかには0mLのいわゆる空振りもあり、膀胱容量の減少があると考えられます。排尿日誌は10時から翌日の10時で記録されており、1回目の10時30分から10回目の21時と、翌日の起床後の15回目の6時30分から17回目の9時までを昼間とします。夜間は11回目の22時から14回目の4時までとなります。したがって、排尿回数と排尿量はそれぞれ、昼間13回、1,080mL、夜間4回、470mLとなります。

頻尿は排尿困難が原因で起こる場合もあるため、残尿量のチェックは重要ですが、本事例では40～170mL（平均120mL）です。

排尿自立指導に関する診療の計画書

①下部尿路機能障害の症状を有する患者の抽出

<尿道カテーテル抜去後に下部尿路機能障害が予想される場合>

症状	有無	対応
尿閉/排尿困難（残尿量100mL以上）	(ある) ない	「ある」が1つ以上の場合、排尿ケアチームに相談する
尿失禁	(ある) ない	

<尿道カテーテル抜去後に下部尿路機能障害がある場合>

項目	有無	対応
尿道カテーテル抜去日　H29年10月31日		「ある」が1つ以上の場合、排尿日誌と残尿量測定後に、排尿ケアチームに相談する
尿閉	ある　ない	**②下部尿路機能評価のための情報収集**
排尿困難（残尿量100mL以上）	ある　ない	
尿失禁	ある　ない	排尿日誌記録日　H29年10月31日
重度の頻尿（15回以上/日）	ある　ない	平均残尿量　120 mL

パーキンソン病では、27～64％に下部尿路障害がみ見られる。このうち、尿意切迫感は33～54%に見られる
排尿筋過活動を45～93％に、排尿筋低活動を男性40%、女性66％に認めたとの報告がある

※「過活動膀胱診療ガイドライン第2版, p86参照」より

尿道留置カテーテル抜去
排尿日誌と残尿量をアセスメントしてみよう

排尿回数	17回（昼間 13回 / 夜間 4回）
1日尿量	1,550 mL
・昼間	排尿量 720mL＋尿失禁 360g(mL)＝ 1,080mL
・夜間	排尿量 370mL＋尿失禁 100g(mL)＝470(30%) mL
残尿量	120mL（※複数回測定の平均値）
平均1回排尿量	64mL
排尿間隔	

※尿失禁量は、1g＝1mLに換算した

II 対象者の抽出のポイント

本事例は、尿道カテーテル抜去前から下部尿路症状があり、排尿ケアチームに依頼しています。入院前から頻尿と尿失禁があったため尿失禁に該当しますが、70歳代の高齢の男性であることから、前立腺肥大症の可能性も考えられるため、尿閉、排尿困難（残尿量100mL以上）になることも考慮すべきでしょう。

平均1回排尿量は64mLと少なく、最大でも150mLです。膀胱炎や過活動膀胱の可能性もあります。

③-1. 下部尿路機能障害の評価

スコア		0	1	2
排尿自立度	移乗・移動	自立	一部介助	ほとんど介助
	トイレ動作	自立	一部介助	ほとんど介助
	収尿器の使用	なし/自己管理	一部介助	ほとんど介助
	パッド・おむつの使用	なし/自己管理	一部介助	ほとんど介助
	カテーテルの使用	なし/自己導尿	導尿（要介助）	尿道留置カテーテル
下部尿路機能	尿意の自覚	あり	一部なし	ほとんどなし
	尿失禁	なし	一部失禁	ほとんど失禁
	24時間排尿回数（/日）	～7回	8～14回	15回～
	平均1回排尿量（mL）	200mL～	100～199mL	～99mL
	残尿量（mL）	～49mL	50～199mL	200mL～

排尿自立度（ 6 ）点＋下部尿路機能（ 6 ）点＝合計（ 12 ）点

III

下部尿路機能障害の評価のポイント

移乗・移動は「自分の力で起き上がりができず、ベッドの頭部を挙上する必要がある。車椅子への移乗は、立位保持はできるものの回転動作時に足が前に出ないため介助する」であり、『2点 ほとんど介助』となります。

トイレ動作は立位で下着の上げ下げが不十分であり、かつ、お尻を拭くことに介助が必要なため『2点 ほとんど介助』となります。

パッド・おむつの使用は「時折トイレに間に合わずに尿失禁があり、自分でやろうとしない」ため『2点 ほとんど介助』となります。

排尿日誌から排尿回数は17回/日であるとわかります。尿失禁は『1点 一部失禁』が「1日1回以上の尿が漏れ、パッドやおむつの交換が必要」であり『2点 ほとんど失禁』が、「ほとんどの尿がパッドやおむつ内に漏れている」となるため、『1点 一部失禁』となります。平均1回排尿量は、24時間の排尿量720mL＋370mLを排尿回数17回で割ると、64mLとなるため『1点 50～199mL』です。

頻尿と尿失禁は、パーキンソン病による神経因性膀胱で過活動膀胱になっている可能性が考えらます。また、尿失禁は入院後の身体機能の低下による機能性尿失禁の可能性もあります。導尿するほどではありませんが残尿量が多く、前立腺肥大症やADLの低下も考えられます。

下部尿路症状をできる限り入院前の状態に近づけることが目標になります。

IV

効果の評価と連携のポイント

本事例は過活動膀胱による頻尿がありますが、膀胱訓練は行っていません。100mLを超える残尿量があり、尿意をがまんすることでさらに残尿量が増える可能性があるためです。

患者は脱水による電解質のバランス不均衡で入院したため、ADL回復の見込みがあります。また、リハビリテーションを行うことが想定されるため、しばらく入院し、病棟の

排尿自立に向けた計画策定

排尿ケアアセスメント

患者は高齢の男性で既往にパーキンソン病があった（神経因性膀胱や過活動膀胱の疑い）。入院前から頻尿と尿失禁があった。

残尿量が100mL以上で頻尿もあり、また尿道カテーテル抜去直後であるため、そのまま経過観察とした。常に尿が漏れたり、さらに頻尿が進んだ場合は残尿量が増えている可能性があるため、定期的な残尿測定（筆者の施設であれば1回/日）は継続する。

尿道留置カテーテル抜去後の排尿日誌から頻尿、夜間頻尿、夜間多尿である。体重から計算すると一般的には飲水量が1,000～1,250mLであり、それに近づくように飲水量等を把握し指導する。下部尿路機能障害の症状があり、泌尿器科医等との連携が必要である。

パーキンソン病の四大徴候の1つ、姿勢反射障害により姿勢保持に影響するため、下衣の上げ下げ時に転倒のリスクがある。そのためPT、OTと連携し、姿勢安定に向けて福祉機器の使用やトイレ環境の整備について検討する必要がある。

③-2. 排尿自立に向けた計画策定

包括的排尿ケアのマトリックス

	項目		計画
看護計画	排尿自立		排尿用具の工夫　排尿しやすい姿勢の工夫　衣類の工夫 トイレ環境の工夫　移動・排尿意欲 への支援　寝具の素材の工夫
	下部尿路機能	頻尿・尿失禁	生活指導　膀胱訓練　骨盤底筋訓練
		尿閉/排尿困難	間欠導尿　自己導尿/間欠式バルーンカテーテル
		尿意の問題	排尿誘導 超音波補助下排尿誘導法
リハビリテーション			運動機能訓練（関節可動域拡大、座位保持、排泄に関する動作訓練） 動作に合わせた補助用具の選択・環境整備　介助方法の工夫
薬物療法			排尿機能へ影響を与える薬剤の検討　適切な薬剤の選択と処方 有熱性尿路感染症への抗菌薬の処方
泌尿器科による精査・治療			画像検査　尿流動態検査

移動や転院の可能性もあると考えられます。したがって、移動や転院先には患者の入院前と現在のADLの状態に加え、排尿状況についてしっかりと情報提供する必要があります。

排尿時の姿勢を安定させるために縦手すりの使用、また動作を円滑にするために手すりを把持する場所に視覚的手掛かりとなる印をつける必要があります。移乗時も同様にステップしやすくするために床に印をつけると効果的です。また、前方に「たちあっぷ」や「ベストポジションバー」などの把持物があると、姿勢の安定や下衣の上げ下げ時に役立つため、設置を考慮してもよいでしょう。

第3章
⑪内科

脳梗塞に伴い頻尿、尿失禁をきたした事例

基本情報

- **70歳代、女性**
- **身長153cm、体重45kg**
- **脳梗塞により緊急入院となり膀胱留置カテーテルとなった**
- **既往歴：高血圧症で内服治療中**
- **入院前のADL：専業主婦で夫と2人暮らし（認知機能障害なし）**
- **入院前の排尿回数：1日6～7回（夜間0～1回）**
- **入院前の尿失禁：なし**

経過

▶脳梗塞の後遺症による神経因性膀胱の可能性が考えられるため、排尿ケアチームが介入した。

▶左半身麻痺となり、ADLはほぼ全介助である。

▶術後7日目にカテーテル抜去となった。その後、排尿記録と残尿測定による排尿状態観察を開始した。尿失禁の可能性も否定できないため、尿パッドを使用した。

排尿自立度と下部尿路機能

▶抜去後はパッドに尿失禁があった（自尿50～100mL、残尿100～250 mL）。尿意の自覚があり、訴えることもできるが、トイレまでは車椅子で移動し介助によって便座に移乗し排尿している。

排尿日誌（Bladder diary）

4月　7日（土）

起床時間：(午前)・午後　6時20分
就寝時間：午前・(午後)21時00分

メモ　その日の体調など気づいたことなどがあれば記載してください。

	時間	排尿（○印）	尿量（mL）	漏れ（○印）	尿失禁量（g）	残尿量（mL）	導尿量（mL）
	時から翌日の　時までの分をこの一枚に記載してください						
1	6時20分	○	80mL	○	80g	100mL	
2	8時00分	○	50mL				
3	9時10分	○	30mL				
4	10時00分	○	50mL	○	10g	70mL	
5	12時20分	○	30mL				
6	14時00分	○	50mL	○	20g	100mL	
7	15時20分	○	80mL				
8	16時30分	○	40mL				
9	18時00分	○	30mL				
10	19時20分	○	20mL				
11	20時10分	○	30mL				
12	21時00分	○	70mL	○	20g	100mL	
13	3時00分		mL	○	50g		
14	6時00分	○	80mL	○	60g	100mL	
15	時　分		mL				
	計	14回	640mL		240g		

翌日　4月　8日の起床時間：(午前)・午後　6時00分

I

排尿日誌のポイント

排尿回数を見ると重度の頻尿であり、1回の排尿量は少ないことがわかります。

夜間の睡眠中の排尿はないものの、午前3時に尿失禁がありました。尿失禁に関しては、比較的に排尿量が多い時に起こっており、また同時間の残尿測定で70～100 mLの残尿量が確認されています。このことから、膀胱容量が小さいため蓄尿し過ぎた時に尿失禁するものと考えられます。残尿は100mLあり、排尿障害と蓄尿障害の両方の症状があると思われます。

排尿自立指導に関する診療の計画書

①下部尿路機能障害の症状を有する患者の抽出

＜尿道カテーテル抜去後に下部尿路機能障害が予想される場合＞

尿閉/排尿困難（残尿量100mL以上）	ある　ない	「ある」が1つ以上の場合、排尿ケアチームに相談する
尿失禁	ある　ない	

＜尿道カテーテル抜去後に下部尿路機能障害がある場合＞

尿道カテーテル抜去日　H30年4月6日		「ある」が1つ以上の場合、排尿日誌と残尿量測定後に、排尿ケアチームに相談する
尿閉	ある　**ない**	**②下部尿路機能評価のための情報収集**
排尿困難（残尿量100mL以上）	**ある**　ない	排尿日誌記録日　H30年4月7日
尿失禁	**ある**　ない	
重度の頻尿（15回以上/日）	ある　**ない**	平均残尿量　94 mL

尿道留置カテーテル抜去
排尿日誌と残尿量をアセスメントしてみよう

排尿回数		14回（昼間 12回 / 夜間 2回）
1日尿量		880 mL
・昼間	排尿量	560 mL ＋尿失禁 130 g(mL) ＝ 690mL
・夜間	排尿量	80 mL ＋尿失禁 110 g(mL) ＝ 190mL
残尿量		94 mL（※複数回測定の平均値）
平均1回排尿量		49 mL（※自尿回数13回）
排尿間隔		2時間

※尿失禁量は、1g ＝ 1mL に換算した

II 対象者の抽出のポイント

　残尿が100mLあり、排尿回数も14回と頻尿であるため排尿自立指導の対象者となります。

　左半身麻痺もあり、排尿自立に向けてPT、OTと連携を図っていく必要があります。

残尿量も多いことから、神経因性膀胱による溢流性尿失禁と頻尿、過活動膀胱、左半身麻痺による機能性尿失禁が考えられる

③-1. 下部尿路機能障害の評価

スコア		0	1	2
排尿自立度	移乗・移動	自立	一部介助	ほとんど介助
	トイレ動作	自立	一部介助	ほとんど介助
	収尿器の使用	なし/自己管理	一部介助	ほとんど介助
	パッド・おむつの使用	なし/自己管理	一部介助	ほとんど介助
	カテーテルの使用	なし/自己導尿	導尿（要介助）	尿道留置カテーテル
下部尿路機能	尿意の自覚	あり	一部なし	ほとんどなし
	尿失禁	なし	一部失禁	ほとんど失禁
	24時間排尿回数（/日）	～7回	8～14回	15回～
	平均1回排尿量（mL）	200mL～	100～199mL	～99mL
	残尿量（mL）	～49mL	50～199mL	200mL～

排尿自立度（ 6 ）点 + 下部尿路機能（ 5 ）点 = 合計（ 11 ）点

III

下部尿路機能障害の評価のポイント

排尿自立度は、移乗・移動が『2点 ほとんど介助』、トイレ動作が『2点 ほとんど介助』、パッド・おむつの使用が『2点 ほとんど介助』、です。

下部尿路機能は、排尿日誌を見ると尿意はあるが尿失禁していることもあるため『1点 一部失禁』、排尿回数は14回で『1点 8～14回』、平均1回排尿量は『2点 ～99mL』、残尿は平均で94mLであるため『1点 50～199mL』です。したがって排尿自立度6点+下部尿路機能5点=合計11点となります。

排尿自立に向けた計画策定

排尿ケアアセスメント

脳梗塞の後遺症による神経因性膀胱や過活動膀胱のほか、膀胱炎の可能性があります。そのため、尿道留置カテーテル抜去後は排尿量と残尿量の確認が必要です。運動機能としては左半身麻痺を認め、ADLの介助レベルも高く排泄動作時の転倒のリスクも考慮する必要があります。そのため、理学療法士、作業療法士と連携し、残存機能を生かした安全な排泄動作の確立に向けて環境整備等のケアについても検討が必要です。

③-2. 排尿自立に向けた計画策定

包括的排尿ケアのマトリックス

	項目		計画
看護計画	排尿自立		排尿用具の工夫　排尿しやすい姿勢の工夫　衣類の工夫 トイレ環境の工夫　移動・排尿意欲への支援　寝具の素材の工夫
	下部尿路機能	頻尿・尿失禁	生活指導　膀胱訓練　骨盤底筋訓練
		尿閉/排尿困難	間欠導尿　自己導尿/間欠式バルーンカテーテル
		尿意の問題	排尿誘導 超音波補助下排尿誘導法
リハビリテーション			運動機能訓練（関節可動域拡大、座位保持、排泄に関する動作訓練） 動作に合わせた補助用具の選択・環境整備　介助方法の工夫
薬物療法			排尿機能へ影響を与える薬剤の検討　適切な薬剤の選択と処方 有熱性尿路感染症への抗菌薬の処方
泌尿器科による精査・治療			画像検査　尿流動態検査

IV 効果の評価と連携のポイント

尿意はあるものの、尿量が少なく失禁があることから、神経因性膀胱や過活動膀胱のほか、膀胱炎の可能性があります。

また、頻尿であり少量の排尿であることから過活動膀胱による切迫性尿失禁があると考えてよいでしょう。

したがって泌尿器科医根の連携が必須です。左半身麻痺があるため、機能性尿失禁も否定できず、今後のリハビリテーションにより、移動・移乗の確立も期待できます。

第3章
⑫内科

慢性心不全治療中に頻尿をきたした事例

基本情報

- 80歳代、男性（一人暮らし）
- 身長166cm、体重80kg
- 慢性心不全があり急性増悪で入院
- 既往歴：前立腺肥大症
- 入院前のADL：自立。入院前に慌ててトイレに行った時に転倒した
- 入院前の排尿回数：10回（昼5回、夜5回）
- 入院前の尿失禁：なし

経過

▶慢性心不全の急性増悪で入院した。点滴と内服治療後、尿道留置カテーテルが挿入されたまま慢性期病院に転院した。

▶入院後、数日で状態が安定したため尿道留置カテーテル抜去の指示があった。前立腺肥大症があるため排尿ケアチームが介入した。

▶尿道カテーテル抜去後も残尿と夜間頻尿があった。計画に基づいて病棟看護師が導尿による排尿管理を行った。

排尿自立度と下部尿路機能

▶切迫した尿意がある。移動は杖歩行である。また、トイレに慌てて駆け込んで転倒した経験があるため見守りが必要である。

▶着衣の上げ下ろしはゆっくりではあるが自立している。

▶夜間は尿器を使用しており、尿の廃棄は看護師が行う。排尿日誌に排尿量を記録している。

排尿日誌（Bladder diary）

5月　3日（木）

起床時間：午前・午後 6 時 00 分
就寝時間：午前・午後 21 時 00 分

メモ その日の体調など気づいたことなどがあれば記載してください。
起床　6：00
就寝　21：00

	時間	排尿（○印）	尿量（mL）	漏れ（○印）	残尿量（mL）	
	時から翌日の　時までの分をこの一枚に記載してください					
1	6 時 00分		200mL		50mL	
2	7 時 30分		50mL			
3	8 時 30分		80mL			
4	9 時 30分		150mL		150mL	
5	10 時 00分		100mL			
6	11 時 00分		80mL			
7	12 時 00分		50mL			
8	14 時 00分		100mL			
9	16 時 00分		80mL			
10	18 時 00分		100mL			
11	20 時 00分		100mL			
12	21 時 00分		80mL		150mL	昼間の尿量 1,170mL
13	22 時 00分		180mL			
14	0 時 00分		180mL			
15	2 時 00分		150mL			
16	4 時 00分		100mL			
17	6 時 00分		200mL			夜間尿量 810mL
	計	17回	1,980mL	なし		夜間尿量指数 40.9%

翌日 5 月 4 日の起床時間：午前・午後 6 時 00 分

Ⅰ 排尿日誌のポイント

心不全による夜間多尿と夜間頻尿、内服薬（利尿剤）による昼間の頻尿が見られます。また、前立腺肥大症が原因で残尿が150mLあると考えられます。夜間尿量指数は40.9%であり、基準の33%より高いため夜間多尿であると言えます。

今後も心不全が改善されていない場合、多尿は継続されると考えられます。

夜間多尿指数

夜間多尿指数＝夜間尿量/24時間排尿量>33%であり、本事例の場合は810mL÷1,980mL×100＝40.9%（>33%）となり夜間多尿となります。

排尿自立指導に関する診療の計画書

①下部尿路機能障害の症状を有する患者の抽出

<尿道カテーテル抜去後に下部尿路機能障害が予想される場合>

尿閉/排尿困難（残尿量100mL以上）	(ある) ない	「ある」が1つ以上の場合、排尿ケアチームに相談する
尿失禁	ある (ない)	

<尿道カテーテル抜去後に下部尿路機能障害がある場合>

尿道カテーテル抜去日　H30年5月2日		「ある」が1つ以上の場合、排尿日誌と残尿量測定後に、排尿ケアチームに相談する
尿閉	ある　ない	**②下部尿路機能評価のための情報収集**
排尿困難（残尿量100mL以上）	ある　ない	排尿日誌記録日　H30年5月3日
尿失禁	ある　ない	平均残尿量　117 mL
重度の頻尿（15回以上/日）	ある　ない	

尿道留置カテーテル抜去
排尿日誌と残尿量をアセスメントしてみよう

排尿回数	17回（昼間 12回 / 夜間 5回）
1日尿量	1,980 mL
・昼間	排尿量 1,170 mL ＋尿失禁 0 g(mL) ＝1,170 mL
・夜間	排尿量 810 mL ＋尿失禁 0 g(mL) ＝ 810 mL
残尿量	117 mL（※複数回測定の平均値）
平均1回排尿量	116 mL
排尿間隔	昼間 1～2時間
夜間尿量指数	40.9％

※尿失禁量は、1g ＝ 1mL に換算した

II 対象者の抽出のポイント

　心不全による夜間多尿が考えられ、転倒した経験もあるため夜間転倒のリスクが高いと言えます。前立腺肥大症による排尿障害も考えられるため、排尿ケアチームが尿道留置カテーテル抜去前から介入しました。

　また、残尿の有無を定期的に観察していく必要があります。ほかにも、転倒予防のためのリハビリテーションも必要で、PT、OTの介入も検討しましょう。適切な排尿管理を行い、早期から自立に向けての取り組みが大切です。

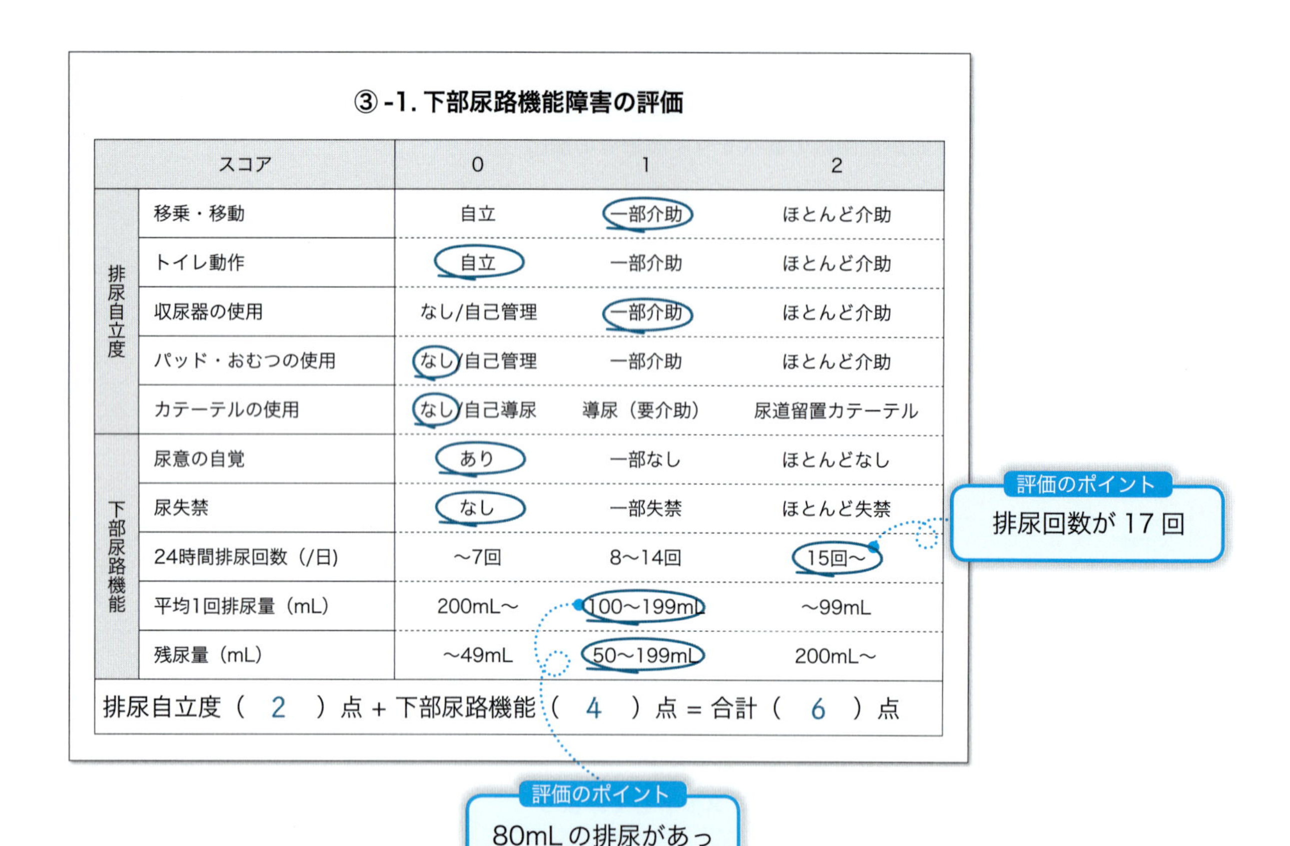

③-1. 下部尿路機能障害の評価

スコア		0	1	2
排尿自立度	移乗・移動	自立	一部介助	ほとんど介助
	トイレ動作	自立	一部介助	ほとんど介助
	収尿器の使用	なし/自己管理	一部介助	ほとんど介助
	パッド・おむつの使用	なし/自己管理	一部介助	ほとんど介助
	カテーテルの使用	なし/自己導尿	導尿（要介助）	尿道留置カテーテル
下部尿路機能	尿意の自覚	あり	一部なし	ほとんどなし
	尿失禁	なし	一部失禁	ほとんど失禁
	24時間排尿回数（/日）	～7回	8～14回	15回～
	平均1回排尿量（mL）	200mL～	100～199mL	～99mL
	残尿量（mL）	～49mL	50～199mL	200mL～

排尿自立度（ 2 ）点 + 下部尿路機能（ 4 ）点 = 合計（ 6 ）点

Ⅲ 下部尿路機能障害の評価のポイント

移乗・移動は「トイレまで見守りを行っている」ため『1点 一部介助』、トイレ動作は自立しているため『0点 自立』、収尿器の使用は尿器を使用しているため『1点 一部介助』です。また、排尿日誌から「尿意あり、尿失禁はない」ためそれぞれ『0点 あり』『0点 なし』、排尿回数は17回であり『2点 15回～』、平均1回排尿量は116mLであり『1点 100～199mL』、残尿量は117mLであり『1点 50～199mL』です。したがって排尿自立度2点＋下部尿路機能4点＝合計6点となります。

排尿自立に向けた計画策定

排尿ケアアセスメント

心不全の治療に伴い、ある程度排尿量が安定してから尿道留置カテーテル抜去を行う。心不全が改善すると排尿量が安定すると考えられる。

転倒した経験があるため、転倒予防のためのリハビリテーションと排尿用具の工夫、こぼれない尿器の使用などを検討する。衣服の工夫やトイレ環境を整える必要もある。

慢性心不全のため、尿量が多く頻尿が見られる。また、蓄尿障害と前立腺肥大症により排尿障害もあるため、泌尿器科医や薬剤師と連携する必要がある。

飲水量は心不全により制限されているので主治医の指示を仰ぐ。心不全の状態と排尿症状を観察し、生活指導を行う。残尿があるため尿路感染にも注意する。

患者のQOLを損なわず、退院後も安全にトイレまで行けるようにケアする。

③-2. 排尿自立に向けた計画策定

包括的排尿ケアのマトリックス

	項目		計画
看護計画	排尿自立		排尿用具の工夫　排尿しやすい姿勢の工夫　衣類の工夫 トイレ環境の工夫　移動・排尿意欲への支援　寝具の素材の工夫
	下部尿路機能	頻尿・尿失禁	生活指導　膀胱訓練　骨盤底筋訓練
		尿閉/排尿困難	間欠導尿　自己導尿/間欠式バルーンカテーテル
		尿意の問題	排尿誘導 超音波補助下排尿誘導法
リハビリテーション			運動機能訓練（関節可動域拡大、座位保持、排泄に関する動作訓練） 動作に合わせた補助用具の選択・環境整備　介助方法の工夫
薬物療法			排尿機能へ影響を与える薬剤の検討　適切な薬剤の選択と処方 有熱性尿路感染症への抗菌薬の処方
泌尿器科による精査・治療			画像検査　尿流動態検査

IV

効果の評価と連携のポイント

心不全の治療が進み、ある程度排尿量が安定してから尿道留置カテーテル抜去を行います。排尿量が多い時期に尿道留置カテーテルを抜去すると排尿回数が多くなり、転倒のリスクがより高まります。心不全が改善するに従い尿量が減り、頻尿も改善すると考えられます。心不全の状態も観察していきましょう。

蓄尿障害と前立腺肥大症による排尿障害（残尿）に対しては、泌尿器科医からα_1アドレナリン受容体遮断薬（タムスロシン塩酸塩）が処方され、残尿が減り、1回排尿量も増えました。昼間の排尿回数が多いため薬剤師に相談しています。

転倒予防についてもPT、OTと連携し、退院後在宅で安全に暮らしていけるように統一した指導をすることが大切です。

参考資料

別添２

特掲診療料の施設基準に係る届出書

保険医療機関コード	

届出番号	(排自) 第　　　　号

連絡先
担当者氏名:
電話番号:

（届出事項）

［　排尿自立指導料　］の施設基準に係る届出

［2-034］　（20047）

□　当該届出を行う前６月間において当該届出に係る事項に関し、不正又は不当な届出（法令の規定に基づくものに限る。）を行ったことがないこと。

□　当該届出を行う前６月間において療担規則及び薬担規則並びに療担基準に基づき厚生労働大臣が定める掲示事項等第三に規定する基準に違反したことがなく、かつ現に違反していないこと。

□　当該届出を行う前６月間において、健康保険法第78条第１項及び高齢者の医療の確保に関する法律第72条第１項の規定に基づく検査等の結果、診療内容又は診療報酬の請求に関し、不正又は不当な行為が認められたことがないこと。

□　当該届出を行う時点において、厚生労働大臣の定める入院患者数の基準及び医師等の員数の基準並びに入院基本料の算定方法に規定する入院患者数の基準に該当する保険医療機関又は医師等の員数の基準に該当する保険医療機関でないこと。

標記について、上記基準のすべてに適合しているので、別添の様式を添えて届出します。

平成　　年　　月　　日

保険医療機関の所在地
及び名称

開設者名　　　　　　　　印

関東信越厚生局長　殿

備考１　［　　］欄には、該当する施設基準の名称を記入すること。
２　□には、適合する場合「レ」を記入すること。
３　届出書は、１通提出のこと。

様式 13 の 4

排尿自立指導料の施設基準に係る届出書添付書類

1　排尿自立指導に係るチームの構成員

（□には、適合する場合「✔」を記入すること。）

区　　分	氏　　名	備考
ア　医師		□泌尿器科 　□自院 　□他院 　□３年以上の経験 □その他の診療科 　（　　　　　　　） 　□研修受講
イ　専任の常勤看護師		□研修受講 □３年以上の経験
ウ　専任の常勤理学療法士 　又は専任の常勤作業療法士		

2　排尿ケアに関するマニュアルの作成

（□には、適合する場合「✓」を記入すること。）

作成／周知	マニュアルに含まれている内容
□作　成 □周　知	□スクリーニングの方法 □膀胱機能評価の方法

3　職員を対象とした院内研修の実施

（□には、適合する場合「✓」を記入すること。）

実施	内容
□実　施 □実施予定	実施日　（　　　　　） 実施予定日（　　　　　）

［記載上の注意］

1　「1」については、備考欄の該当するものに「✔」を記入すること。アに掲げる医師が、泌尿器科以外の医師の場合は担当する診療科を（　）内に記載し、3 年以上の下部尿路機能障害を有する患者の診療経験又は適切な研修を修了したことが確認できる文書を添付すること。イに掲げる看護師については、下部尿路機能障害の看護に 3 年以上従事した経験を有し、及び所定の研修を修了したことが確認できる文書を添付すること。ウについては、下部尿路機能障害を有する患者のリハビリテーション等の経験が確認できる文書を添付すること。

2　「3」については、予定されている場合の記載でもよい。

全国地方厚生（支）局一覧

地方厚生(支)局名	郵便番号	所在地	電話番号	管轄地域
北海道厚生局	〒060-0808	北海道札幌市 北区北８条西 ２丁目１番１号 札幌第１合同庁舎８階	011-709-2311	北海道
東北厚生局	〒980-8426	宮城県仙台市 青葉区花京院1-1-20 花京院スクエア21F	022-726-9260	青森県、岩手県、宮城県、秋田県、山形県、福島県
関東信越厚生局	〒330-9713	埼玉県さいたま市 中央区新都心１番地１ さいたま新都心合同庁舎 １号館７F	048-740-0711	茨城県、栃木県、群馬県、埼玉県、千葉県、東京都、神奈川県、新潟県、山梨県、長野県
東海北陸厚生局	〒461-0011	愛知県名古屋市 東区白壁1-15-1 名古屋合同庁舎 第３号館３階	052-971-8831	富山県、石川県、岐阜県、静岡県、愛知県、三重県
近畿厚生局	〒541-8556	大阪府大阪市中央区 大手前４丁目１番76号 大阪合同庁舎 第４号館３階	06-6942-2241	福井県、滋賀県、京都府、大阪府、兵庫県、奈良県、和歌山県
中国四国厚生局	〒730-0012	広島県広島市 中区上八丁掘6-30 広島合同庁舎４号館２階	082-223-8181	鳥取県、島根県、岡山県、広島県、山口県
四国厚生支局	〒760-0019	香川県高松市 サンポート３番33号 高松サンポート合同庁舎 ４階	087-851-9565	徳島県、香川県、愛媛県、高知県
九州厚生局	〒812-0011	福岡県福岡市博多区 博多駅前３丁目２番８号 住友生命博多ビル４Ｆ	092-707-1115	福岡県、佐賀県、長崎県、熊本県、大分県、宮崎県、鹿児島県、沖縄県

（平成30年６月現在）

排尿自立指導に関する診療の計画書

氏名　　　　　　殿　男　女　病棟　　　　　記入看護師　　　　　　計画作成日　・　・

年齢　　　　歳　尿道カテーテル留置日　・　・　主疾患

留置の管理状況　1. 絶対的な適応（尿量測定・局所管理）　2. 相対的な適応

※留置の管理状況が「2. 相対的な適応」であった場合のみ、以下のアセスメントを行う。

①下部尿路機能障害の症状を有する患者の抽出

<尿道カテーテル抜去後に下部尿路機能障害が予想される場合>

尿閉/排尿困難（残尿量100mL以上）	ある　ない	「ある」が1つ以上の場合、排尿ケアチームに相談する
尿失禁	ある　ない	

<尿道カテーテル抜去後に下部尿路機能障害がある場合>

尿道カテーテル抜去日　・　・		「ある」が1つ以上の場合、排尿日誌と残尿量測定後に、排尿ケアチームに相談する
尿閉	ある　ない	**②下部尿路機能評価のための情報収集**
排尿困難（残尿量100mL以上）	ある　ない	排尿日誌記録日　・　・
尿失禁	ある　ない	残尿量　　　mL
重度の頻尿（15回以上/日）	ある　ない	

③-1. 下部尿路機能障害の評価

<排尿ケアチーム（　　　　）による評価>　日付　・　・

	スコア	0	1	2
排尿自立度	移乗・移動	自立	一部介助	ほとんど介助
	トイレ動作	自立	一部介助	ほとんど介助
	収尿器の使用	なし/自己管理	一部介助	ほとんど介助
	パッド・おむつの使用	なし/自己管理	一部介助	ほとんど介助
	カテーテルの使用	なし/自己導尿	導尿（要介助）	尿道留置カテーテル
下部尿路機能	尿意の自覚	あり	一部なし	ほとんどなし
	尿失禁	なし	一部失禁	ほとんど失禁
	24時間排尿回数（　/日）	～7回	8～14回	15回～
	平均1回排尿量（　mL）	200mL～	100～199mL	～99mL
	残尿量（　mL）	～49mL	50～199mL	200mL～

排尿自立度（　　）点 + 下部尿路機能（　　）点 = 合計（　　）点

③-2. 排尿自立に向けた計画策定

<排尿ケアアセスメント>

<包括的排尿ケアの計画>

	項目	計画
看護計画	排尿自立	
	下部尿路機能	
リハビリテーション		
薬物療法		
泌尿器科による精査・治療		

日本創傷・オストミー・失禁管理学会、日本老年泌尿器科学会、日本泌尿器科学会、日本排尿機能学会の共同作成

監修・執筆者一覧

監修者（順不同）

鈴木 基文　東京逓信病院 泌尿器科 部長／医学博士
青木 芳隆　福井大学 医学部 泌尿器科学 講師／医学博士

執筆者（50音順）

青木 芳隆　福井大学 医学部 泌尿器科学 講師／医学博士
天谷 佳恵　福井大学医学部附属病院 泌尿器科外来 看護師
今丸 満美　有限会社 エルム 代表取締役／NPO法人 日本コンチネンス協会 理事
岩坪 暎二　元北九州古賀病院 内科・排泄管理指導室 室長／医学博士
太田 有美　大分リハビリテーション病院 リハビリテーション部 作業療法士
小澤 恵美　下伊那赤十字病院 看護部 病棟 皮膚排泄ケア認定看護師
佐藤和佳子　山形大学 医学部 看護学科 臨床看護学講座 教授
鈴木 基文　東京逓信病院 泌尿器科 部長／医学博士
角 耀　一般社団法人 日本排尿デザイン研究所 所長
土屋 邦洋　医療法人かがやき 総合在宅医療クリニック 副院長
永坂 和子　人間環境大学 看護学部 看護管理学領域 講師
中村みどり　兵庫県立大学大学院 看護学研究科博士後期課程
野尻 佳克　加南クリニック 院長
細川 雄平　社会福祉法人関西中央福祉会 平成リハビリテーション専門学校 専任教員／作業療法士
松永 明子　東京大学医学部附属病院 リハビリテーション部 理学療法士
山口 昌子　NPO 快適な排尿をめざす全国ネットの会 理事
横山 剛志　国立長寿医療研究センター 看護部 副看護師長
若松ひろ子　厚生中央病院 看護師
ユニ・チャーム株式会社　排泄ケア研究所

監修・編集者略歴

監修者（順不同）

鈴木 基文（すずき・もとふみ）
東京逓信病院 泌尿器科 部長／医学博士

1995年、浜松医科大学医学部医学科卒業。国立国際医療センター、鉄蕉会亀田総合病院、東京都立墨東病院、関東労災病院、焼津市立総合病院の勤務を経て、2001年、東京大学大学院医学系研究科外科学専攻に進学。05年、同修了の後、東京大学医学部附属病院泌尿器科助手、08年、同特任講師、09年、東京大学大学院医学系研究科講師を経て、14年から現職。
日本泌尿器科学会認定専門医、日本がん治療認定医機構がん治療認定医、日本内視鏡外科学会腹腔鏡技術認定医等。

青木 芳隆（あおき・よしたか）
福井大学 医学部 泌尿器科 講師／医学博士

1993年、福井医科大学医学部卒業。福井大学医学部附属病院助手、倉敷中央病院泌尿器科医員、中村病院泌尿器科医長を経て、2004年、福井大学医学部大学院修了。05年、福井大学医学部泌尿器科学助教を経て、15年から現職。
日本泌尿器科学会認定専門医、日本排尿機能学会認定医、日本がん治療認定医機構がん治療認定医、日本性機能学会専門医等。

編集者

一般社団法人 日本排尿デザイン研究所
角　耀（すみ・あきら）　**吉村 美和子**　**武山 都**

所長　角　耀
創設　平成26年2月7日
住所　〒252-0236
神奈川県相模原市中央区富士見2-14-10
電話　042-758-8230
URL　http://www.juridl.com/
事業　排尿に関連する事項及び機器・管理手法に関する事項等の調査・研究・開発を通して、排尿環境の進歩発展を図るとともに、排尿に関する実践の質の向上、また、高齢者見守り管理手法を通して、地域の介護の質及び効率の向上に寄与することを目的とする。

みんなで取り組む排尿管理

チームづくりから実践指導事例まで

2018年10月17日　初版第1刷発行

監修・著者	鈴木 基文　青木 芳隆
編　　集	一般社団法人日本排尿デザイン研究所
発 行 者	林　諄
発 行 所	株式会社日本医療企画 〒101-0033 東京都千代田区神田岩本町 4-14 神田平成ビル TEL. 03-3256-2861（代表）
印 刷 所	大日本印刷株式会社

ISBN978-4-86439-744-5　C3047

定価は表紙に表示しています。